ENDOMORFO

Cómo perdí 20 kilos
en un año

ALEXANDER L. SAMANIEGO

CONTENIDO

INTRODUCCIÓN

He sido endomorfo o gordo por mucho tiempo, y he probado varias cosas para bajar de peso. Muchas sugerencias me han dado, pero no todas funcionaron. Leí mucho al respecto, vi innumerables vídeos, y he experimentado conmigo mismo.

Al final me di cuenta cuáles eran las cosas que hicieron que yo haya engordado, y cuáles eran las que me mantenían todavía gordo. Luego aprendí cómo bajar, de manera saludable, y sin tener piel colgante. Este pequeño libro no es el resultado de un estudio científico, y tampoco soy nutricionista ni médico; todo lo descrito es, más bien, en base a mi propia experiencia.

Lo que a mí me funcionó, quizá a otro no le funcione, porque cada cuerpo es un universo aparte. No recomiendo seguir mis palabras como guía, a menos que tu cuerpo tenga características similares a la mías. Sólo si compartimos eso en común, y si fuese tu propia decisión, muy probablemente mi experiencia te sirva y podrías aplicar en ti mismo para lograr lo que yo he logrado.

¡Adelante!

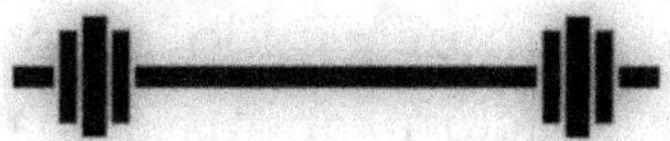

1. LOS SOMATOTIPOS PRINCIPALES

Como es conocido por muchos, existen tres tipos de cuerpos principales. Generalmente en el día a día uno ve que hay personas flacas, personas gordas, o personas que ni son flacas ni gordas. Pero la realidad de esto no puede generalizarse, ya que hay como fusiones. Sin embargo, para poder entender lo que más adelante iré explicando, hablaré de los tres grupos principales.

Ectomorfos: Los ectomorfos son los que generalmente están flacos, y les cuesta ganar o mantener musculatura. Siempre vi que hacen de todo, pero no crecen. Todo lo que comen lo metabolizan muy rápido, y casi siempre se los puede ver con los abdómenes marcados. Su metabolismo es muy rápido de por sí, y por ello les cuesta acumular masa magra y masa grasa.

Un ectomorfo bien entrenado y nutrido, al abandonar su entrenamiento y su dieta, muy rápidamente vuelve a perder su masa magra, quedando flaco otra vez. Como su metabolismo es tan acelerado, el cuerpo eliminará de inmediato los tejidos que ya no necesite mantener.

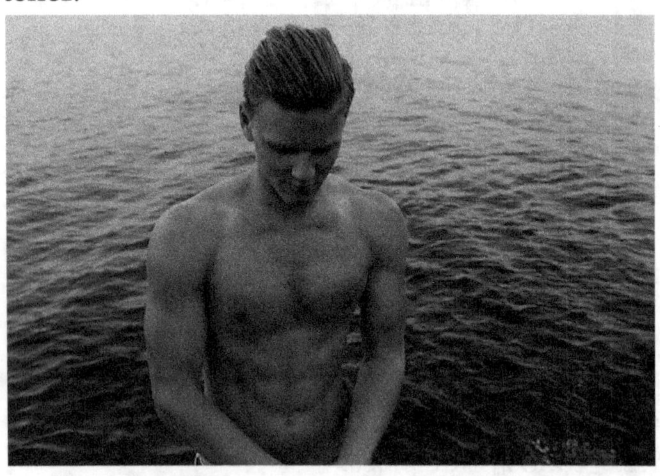

Mesomorfos: Los mesomorfos son los que, aunque se cuiden mínimamente, siempre tienen buen físico. Tienen una muy buena musculatura, y tanto flacos como gordos, quieren llegar a ser como ellos. El metabolismo de los mesomorfos es tan equilibrado, que logran muy fácilmente sus objetivos en el gym; muy difícilmente acumulan grasa.

Un mesomorfo con una buena dieta y un correcto entrenamiento, difícilmente perderá su masa muscular, y debe comer demasiado mal para que llegue a acumular grasa. En su estado natural, un mesomorfo está intermedio entre una persona flaca y una persona gorda. La única forma que pierda musculatura, es si los músculos obtenidos ya no los utiliza, por lo cual el mismo cuerpo dejará sólo lo que necesita, para llegar a un equilibrio; pese a ello, el mesomorfo siempre tendrá más masa que un ectomorfo, y menos que un endomorfo.

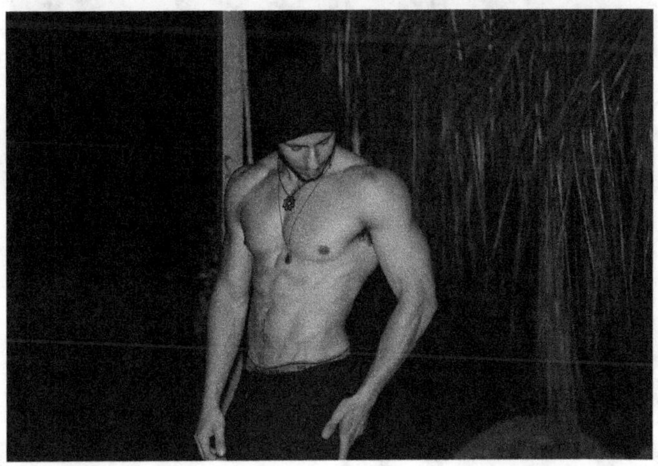

Endomorfos: Los endomorfos, grupo en el que yo me incluyo, tienen el metabolismo extremadamente lento. Acumulan muy fácilmente la grasa, la cual les cuesta en demasía eliminar. Es el grupo más difícil de los tres, porque tiene que hacer varias cosas para poder mantener a raya la acumulación de grasa.

Un endomorfo con una correcta alimentación y entrenamiento, será bastante masivo. Si abandona su cuidado, ganará fácilmente grasa otra vez, pero no perderá su musculatura tan rápido; el hecho de acumular fácilmente grasa, hará que su cuerpo no catabolice tejido magro enseguida; el cuerpo, de por sí, y con el tiempo, dejará sólo lo que necesite.

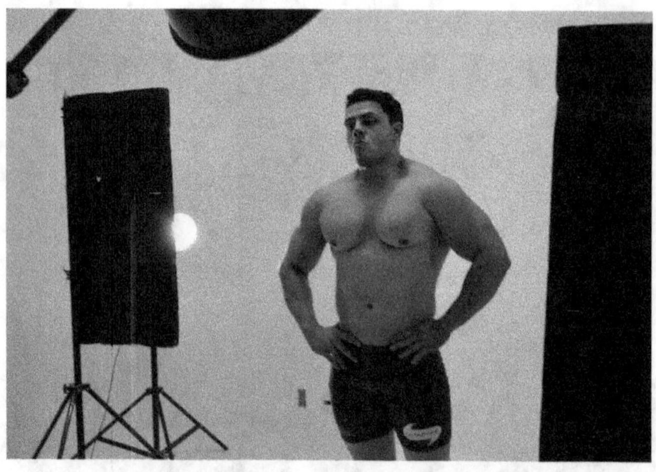

Como mencioné, existen fusiones de grupos, y este libro está dedicado exclusivamente a los endomorfos, ya que la mayoría de los consejos en los gimnasios o en internet, están más bien enfocados a los ectomorfos y mesomorfos. Mucha gente cree que lo que a un ectomorfo o a un mesomorfo le sirve, también le servirá a un endomorfo; pero no siempre es así, generalmente.

Yo probé muchos consejos que me dieron, pero antes de meterme en ello, me gustaría explicar, según las investigaciones que hice, sobre la grasa en sí.

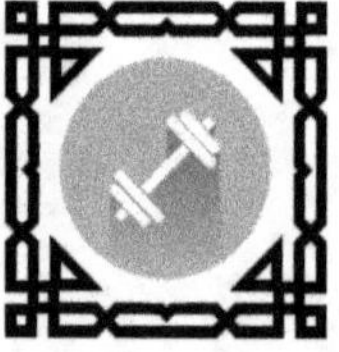

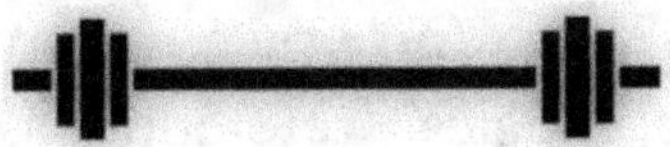

2. LA GRASA EN EL CUERPO

En muchas ocasiones llegué a enojarme con la grasa de mi propio cuerpo. Me molestaba el simple hecho de tenerla, y hasta la maldecía. Pero la grasa cumple una función importante en el organismo, y su papel principal es el de darnos energía para futuras actividades, y protegernos de bajas temperaturas. Lo odioso es, evidentemente, el hecho de que se acumule tanto y con ello traer consecuencias negativas para la salud. Mas todo tiene un por qué.

La acumulación de grasa en nuestro cuerpo, es un mecanismo biológico heredado de nuestros ancestros ya en el paleolítico. En esa época, el ser humano cazaba y recolectaba, y generalmente la búsqueda de alimento se hacía con el estómago vacío (no voy a meterme en cuestiones antropológicas referentes a la edad de piedra, para exponer lo que todo el mundo ya sabe). Por tanto, el cuerpo debía tener energía almacenada para poder soportar la actividad con hambre, y al mismo tiempo debía poseer una protección térmica extra durante las eras de glaciación. Es cierto que en la actualidad ya no necesitamos hacer todo eso, pero tenemos muchos de esos genes aún activos; unas decenas de miles de años, no son suficientes para eliminar la herencia genética que nos sirvió tanto tiempo.

Todo cuanto comemos es transformado, descompuesto o utilizado tal como está, dependiendo del tipo de alimento que ingerimos. Resumiendo todo el proceso bioquímico de los alimentos en el cuerpo, basta saber que todo cuanto ingerimos y no es utilizado inmediatamente, es almacenado en el organismo a modo de grasa. La grasa, pues, es guardada en células especiales llamadas "adipocitos". Los adipocitos, por su parte, se acumulan en tejidos que son llamados "tejido adiposo".

Debe saberse que cada ser humano nace con un número específico de adipocitos, dependiendo de su genética. El adipocito es cargado con triglicéridos (grasa), de tal manera que aumenta su tamaño hasta cierto punto. Una vez que la célula adiposa ya no puede contener más grasa, la célula se divide, creando así otro adipocito que pueda contener el resto de grasa que el adipocito anterior ya no pude contener.

Cuando las personas engordan, lo que pasa es que sus adipocitos se hinchan por la gran cantidad de grasa que poseen; si inmediatamente la persona hace algo para bajar de peso y perder esa grasa, simplemente se metaboliza esa grasa almacenada, y la persona rápidamente recupera su figura anterior. Pero el problema está cuando se engordó tanto, que los adipocitos se multiplicaron, con lo cual la pérdida de grasa es mucho más difícil de lograr y de mantener.

Una persona que engorda porque se hincharon sus adipocitos, puede lograr fácilmente mantener su nueva delgadez. Pero una persona que ya tiene adipocitos multiplicados, fácilmente puede volver a engordar.

La grasa, pues, se acumula en tres zonas específicas, con lo cual podríamos decir que tenemos tres clases de grasa: la **grasa visceral**, la **grasa subcutánea**, y la **grasa intramuscular**.

La grasa visceral es la grasa alrededor de los órganos vitales detrás de la pared abdominal, en su mayor parte. La grasa subcutánea, como lo dice su nombre, es la grasa que está debajo de la piel, la cual es la grasa que más rápido desaparece con la actividad física. Y la grasa intramuscular, cuya acumulación excesiva es más rara, es aquella grasa que se aloja entre las fibras musculares; una persona debe tener mucha obesidad para que ello sea así.

Entre estas tres clases de grasa que mencioné, la más peligrosa de todas, es la grasa visceral (en exceso). Al tener panza, uno puede estar más que seguro que posee mucha grasa visceral, y por tanto mayor posibilidad de sufrir problemas metabólicos como son la diabetes tipo 2.

Hasta aquí, como pudo notarse, la grasa no es mala de por sí. Lo malo, como siempre, y como todo, es el exceso.

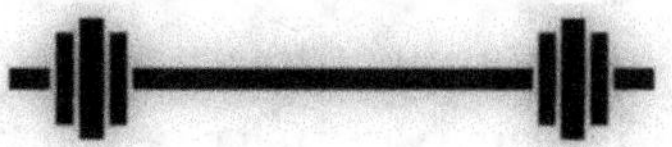

3. CÓMO FUE QUE ENGORDÉ TANTO

Cuando yo era niño, era muy flaco. Pero fue en mi adolescencia que empecé a comer demás; por mero gusto, comía dos platos en el almuerzo, o más, y lo mismo en la cena. Yo no me divertía como la mayoría de los de mi edad, ya que, al ser introvertido, me gustaba más el mundo solitario y mental. Era más de videojuegos, televisión, lectura, ajedrez, rompecabezas, dibujo, pintura, y música. También me gustaba mucho escribir ficción. Vivía con mi madre y mi hermana, y al no tener una figura paterna, yo hacía lo que mi voluntad me dictaba, toda vez que esto no afectara a mi familia.

Llegado a la mayoría de edad, cuando cumplí los dieciocho, mi madre y mi hermana viajaron, y yo viví prácticamente solo. Pero en la soledad me deprimí, con lo cual abandoné los ciclos de actividad normal. Por ejemplo, trasnochaba por jugar en la computadora o por estar con mis otros hobbies, y dormía ya muy tarde. Llegaba incluso a amanecer, estando todavía yo despierto. Entonces, dormía hasta el medio día o más, y al despertar ya era la hora de almuerzo, por lo cual, comía mucho "para compensar" el no haber desayunado.

Me gustaba mucho consumir pasta, frituras, y comida chatarra en general; las cosas dulces, sin embargo, no me llamaban tanto la atención, pero sí las bebidas gaseosas, y las bebidas alcohólicas. No era de tomar mucha cerveza, ya que el vino era más de mi agrado, en especial el tinto; pero cuando tomaba, siempre trataba de no mezclar diferentes tipos, porque yo veía que el hacerlo les caía muy mal a mis amigos. Me encantaban también las bebidas fuertes, como el coñac, el whisky, el licor, el vermut, y en especial el vodka. Nunca fumé, porque no me gustaba el olor del humo. A mí el humo me congestionaba enseguida de sólo olerlo.

El trabajo que conseguí por más largo tiempo, era de oficina. Me sentaba por horas, y una vez en mi casa, mis actividades implicaban recostarme o sentarme nuevamente. Cuando un primo me insistió en que fuéramos juntos al gimnasio, sólo pude ir un par de meses, porque mi cuerpo no podía soportar ninguna rutina.

Luego, un amigo mío, me incentivó en el ciclismo. Me gustaba mucho andar en bicicleta, y siempre traté de desplazarme con el biciclo a casi cualquier parte; ciertamente esa actividad mejoró mucho mi sistema cardiovascular. Pero con los años, cada uno de nosotros siguió su propio rumbo; y con el tiempo me desconecté de todo el mundo, y montar en la bicicleta fue mermando cada vez más.

Luego, no por salud, sino más bien por economizar, probé el vegetarianismo. La carne normal, sustituí por carne de soja. Todos los días, comía carne de soja. Era experto en preparar platos con dicha carne, y como sentía que no me llenaba, abusaba de las pastas.

Con los años, al no tener más actividad física alguna, regalé mi bicicleta, y acepté mi quietud insana.

Con los años, noté que desarrollé tres problemas que me agobiaron en verdad… Por un lado, me apretaba el pecho y no podía respirar, como si tuviera asma; incluso usaba un inhalador que me servía de broncodilatador. Por otro lado, tenía problema en la espalda, y no podía hacer ciertos movimientos o colocarme en ciertos ángulos por mucho tiempo; cuando fui a un fisioterapeuta, el profesional me dijo que el problema era hernia discal, provocado o por mala postura con la espalda, o porque alguna vez realicé un esfuerzo excesivo con lo cual dañé mi columna; me recalcó que mi obesidad empeoraba la situación. El tercer problema, era el corazón; sí, al querer caminar, mi corazón se aceleraba muchísimo y me empapaba de sudor muy rápido; el sólo caminar unas cuadras aumentaba excesivamente mi ritmo cardíaco, y me daba una puntada fuerte en el pecho algunas veces, en especial estando en reposo.

Ciertamente, mi vida fue muy sedentaria, habiendo tenido demasiados muchos años de una actividad extremadamente relajada. Poco me importó mi salud, poco me informé sobre nutrición, y el ocio era mi mayor alegría. El peso más alto que llegué a desarrollar, fue cerca de 140 kilos de puro sedentarismo. Por mucho tiempo tuve una figura endomórfica, rolliza, antiestética. Siempre tenía problemas para encontrar ropa de mi talla, y lo peor era buscar un cinto que me quedara y aguantara (se soltaban de mí con el uso a través de los meses). Odiaba mi cuerpo, me odiaba físicamente.

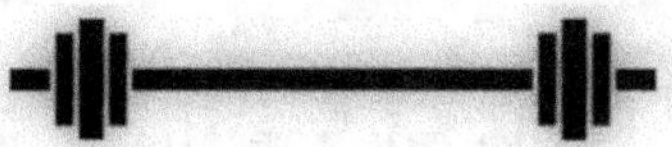

4. SUGERENCIAS QUE NO ME SIRVIERON

Cuando al fin me preocupó mi salud, empecé a hacer ejercicios en casa. Empecé muy gradualmente, desde lo más abajo posible, y después me compré unas mancuernas desarmables y una bicicleta de spinning. Con el paso de los meses, logré perder unos pocos kilos; pero volvía a subir sin explicación alguna, y ello me ponía de mal humor, por lo que abandonaba rápidamente, maldiciendo mi genética, mi endomorfía. Cada tanto trataba de entrenar con lo que había comprado, pero volvía a decaer, una y otra vez.

Entonces, para evitar mi naturaleza perezosa, decidí pagar por hacer ejercicio. Si no entrenaba, era para mí una pérdida de dinero, y el hecho de no querer perder dinero, era lo único que me motivaba a no faltar al gym. Era un buen truco, con lo que me autoengañaba. Luego, sin embargo, no notaba resultados. Hacía todo cuando los instructores me dijeron, pero en mí no veía el resultado que quería. Las pérdidas de peso eran insignificantes, y había veces que tenía subidas de peso.

Entonces me decían, y lo voy a englobar todo junto: "Si subes, es porque estás ganando masa muscular. Lo que pasa es que tienes los huesos grandes, y seguro que tienes exceso de piel. Debes hacer más cardio, todos los días; antes y después del entrenamiento de pesas. De hecho, debes dejar de enfocarte en las pesas y hacer puro circuito de cardio. ¿Por qué no pruebas el ayuno intermitente?; te regenerarás mejor y alargarás tu vida. Deberías probar los quemadores de grasa, son muy buenos. ¿Ya probaste comer más vegetarianamente? Deberías tomar cinco a ocho litros diarios de agua. Debes evitar todas las comidas que sean pesadas, y comer sólo sopas de verduras; elimina las carnes vacunas, huevos y demás, para evitar la grasa, y come lo más livianamente posible. Puedes bajar más rápido, incluso más de diez kilos en un mes; por semana podrías bajar dos a tres kilos si te propones. No debes hacer abdominales. Debes alzar más liviano y hacer repeticiones altas, de 20 repes para arriba. Siempre debes tomar leche. Tú no deberías cenar. Haz cardio los seis días de la semana, incluso domingo también. ¿Por qué no pruebas hacer sólo entrenamiento funcional? Tú deberías primero bajar todo lo que puedas, y luego enfocarte en ganar masa muscular; primero haz definición, y por último haz volumen".

Fui obediente muchas veces, pero no veía los resultados que quería. Entonces entró en mí la ira, ira contra mi propia programación genética. ¿Cómo era posible que seguía los consejos, pero había varias ocasiones que, en vez de bajar, subía? Obviamente, todos esos consejos en realidad son un compendio de lo que me decían; no me lo dijo una sola persona.

Luego traté de ver todo desde afuera, de manera bastante crítica…

Para empezar, las personas que me aconsejaban sobre entrenamiento y nutrición, eran personas que entrenaban una o dos veces por semana, desayunaban cosas muy dulces, comían frituras, se inyectaban anabólicos y testosterona cada tanto, alzaban pocos pesos, y si alzaban pesado era sólo de vez en cuando, para lucirse. Tenían unos cuerpos súper marcados y espectaculares en su mayoría. Había los que entrenaban como bestias, súper pesado, súper intenso, pero meramente se inyectaban para tener esa fuerza, y comían muchísimo más que cinco personas juntas, botando siempre la yema de los huevos, y se suplementaban hasta 5 gramos de proteína por cada kilo de peso corporal.

Por otro lado, estaban esos amigos que bajaron drásticamente, tenían la piel colgante, y me aconsejaban cómo bajar lo más rápido posible para estar como ellos; comían puras frutas cítricas en cantidades abundantes, cada dos horas. Uno de esos amigos que bajaron tan apresuradamente, estaba tan debilitado, que su corazón no resistió en un momento dado, y falleció; no diré su nombre por respeto a él.

Entonces tomé una decisión bastante dura. Dejé de oírlos. Ya no haría caso a gente que tenía resultados en base a química, de manera artificial, y que tenían un nivel de grasa corporal tan bajo que ya era insano. Tampoco haría caso nunca más a gente que por bajar de peso, hacían cualquier cosa pese a su propia salud.

Opté por informarme yo mismo, analizar los pros y los contras, y ver qué me convenía a mí en base a mi caso específico. Yo mismo establecí mis rutinas de entrenamiento, mi dieta, y toda mi actividad, lo cual, a mí personalmente, me sirvió sanamente.

No es sano bajar más de un kilo en una semana. No es sano ganar tremenda masa muscular artificialmente. No es sano inyectarse testosterona. No es sano tener nivel de grasa muy bajo para poder verse marcados. No es sano bajar tan rápido tampoco, no dando tiempo a la piel para que se adapte. No es sano llegar a debilitarse en general con tal de verse livianos en la báscula. No es sano comer excesivamente, ni es sano comer tan deficientemente; tampoco es sano consumir un sólo tipo de macronutriente, excluyendo los otros. Y no es sano seguir consejos de personas que realmente no les importas ni se importan ellas mismas.

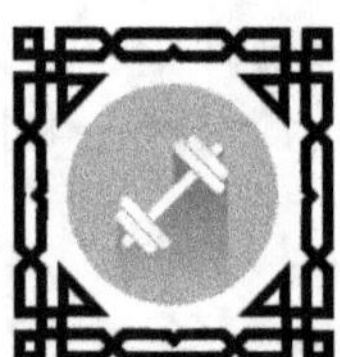

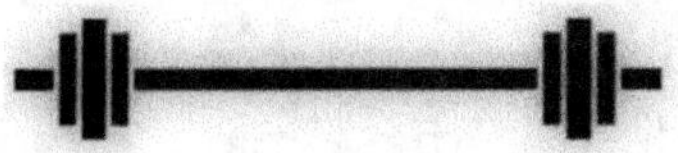

5. LAS PESAS SÍ ME AYUDARON

Como ya no hice más caso a nadie, tomé la decisión de enfocarme sólo en las pesas (ejercicio anaeróbico); y empecé tarde, porque ya tenía treinta y tantos de edad. Al principio hice un solo músculo por día, es decir "frecuencia-1", en la que no repetía el mismo músculo en la semana. Luego, probé unos meses hacer "frecuencia-2", o sea, cada grupo muscular dos veces por semana. También llegué a probar la "frecuencia-3", haciendo cuerpo completo tres veces por semana.

Me dijeron que haga sólo frecuencia-1, porque al hacer frecuencia 2 o 3, ya era sobreentrenar, porque yo hacía más de seis ejercicios en total. Yo ya no hacía caso a nadie, así que hacía todo lo que yo creía que debía hacer. Las veces que faltaba al gym, cuando volvía a ir hacía doble (de dos días), para ponerme al día. Hay veces, y dependiendo de mis ausencias, hacía en un día lo que correspondía a tres días, siempre respetando los descansos correspondientes.

Traté de trabajar todos los ángulos de cada grupo muscular, y mínimo hacía tres ejercicios por cada grupo muscular. Para evitar lesiones, me encantaba hacer series piramidales, empezando con repeticiones que en cada serie iban bajando, pero aumentando cada vez el peso; a más repeticiones, carga más liviana, y a menos repes, carga más pesada.

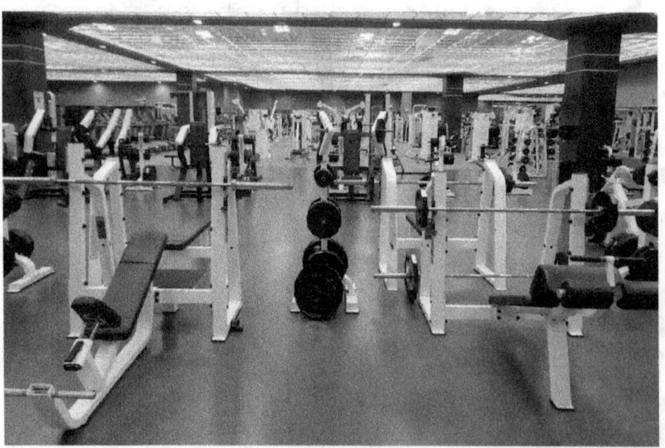

Luego entendí el concepto de "hipertrofia muscular", en donde las células de los tejidos musculares aumentaban de tamaño. Había, sin embargo, dos tipos de hipertrofia: la transitoria, y la crónica. La transitoria no duraba mucho, era pasajera; por su parte, la crónica duraba más.

La hipertrofia crónica, se volvía a dividir en dos: la sarcoplasmática, y la miofibrilar. Específicamente, la sarcoplasmática provocaba el aumento de la sustancia semifluida que está entre las miofibrillas de las que se componen el tejido muscular. Mas, por su parte, la "hipertrofia miofibrilar" conllevaba al aumento de las miofibrillas musculares, y también se creaban nuevas miofibrillas luego del daño que recibían a través del trabajo con pesas.

Lograr hipertrofia sarcoplasmática implicaba llegar a ser bastante voluminoso a simple vista, pero con una fuerza no tan elevada. Y lograr la hipertrofia miofibrilar, implicaba un aumento considerable de la fuerza, pero no un mayor volumen a simple vista… Era por esta razón que yo opté por tener el beneficio de ambas hipertrofias, y una semana me enfocaba en ganar volumen muscular, y otra semana en ganar fuerza. Ambas formas eran hipertrofiar, pero al hecho de procurar ganar volumen por aumentar el sarcoplasma en torno a las miofibrillas, me gustaba decir "entrenamiento de hipertrofía", y al hecho de aumentar la cantidad de miofibrillas y por ende la fuerza, me gustaba decirle "entrenamiento de fuerza".

Abandoné, pues, las repeticiones altas, de 15 para arriba. Las 15 repeticiones las solía usar sólo para hacer calentamiento, si era el caso. Religiosamente, una semana me enfocaba en rangos de "hipertrofia", y otra semana en rangos de "fuerza". Cuando me tocaba hipertrofia, hacía de 12 a 6 repeticiones con pesos intermedios; y cuando me tocaba fuerza, hacía de 8 a 2 repeticiones, pero mucho más pesado. Siempre intercalaba las semanas, pues yo quería ambos beneficios.

Al entrenar con pesas, noté que, al pesarme, bajaba más rápido que con los consejos que me habían dado en antaño. Al investigar la razón, me enteré de que ello se debía a que, un músculo bien trabajado, incluso en estado de reposo seguía quemando grasa. Mi forma física se hacía cada vez más estética, y aunque la bajada de peso no era abrupta, los resultados en la báscula eran de mi agrado, y no tenía subidas inexplicables de peso.

Noté que, conforme crecía mi tejido magro, disminuía mi tejido adiposo. Ganaba fuerza, volumen, y estética (porque me hacía ver más joven).

Frecuencia-1:

Si hacía frecuencia-1, trataba de no hacer cada semana los mismos ejercicios. En una semana me enfocaba más en los pesos libres, es decir mancuernas, barras y discos; la otra semana me enfocaba más en las máquinas. La frecuencia-1 me era muy relajante, y me era mucho más fácil recuperar mis ausencias ocasionales, porque me era sencillo hacer doble o triple en un día.

En la frecuencia-1 cada grupo muscular hacía como le tocaba, pero también solía utilizar superseries, combinando ejercicios del mismo grupo muscular. En frecuencia-1 descansaba sólo los domingos, y entrenaba los seis días de la semana por mero placer, ya que era fácil hacer frecuencia-1 sólo en cinco días.

Un ejemplo de frecuencia-1 que yo usaba, era éste:

Lunes: pecho (y abdominales superiores).
Martes: espalda (y abdominales inferiores).
Miércoles: cuádriceps (y glúteos).
Jueves: femorales (y gemelos).
Viernes: tríceps/bíceps (y antebrazos).
Sábado: hombro (y trapecio).

Todo cuanto dejé entre paréntesis, eran los accesorios, los cuales hacía al final de los músculos principales de ese día. Algunas veces me gustaba combinarlos con los músculos del día, por mero placer.

Como en la frecuencia-1 cada músculo se trabaja sólo una vez por semana, dicho músculo descansaba un total de seis días. Sin embargo, al hacer pecho ya se hace trabajar tríceps, al hacer espalda ya se hace trabajar bíceps, y al hacer cuádriceps ya se hacía trabajar glúteos; esto para tener en cuenta.

En esta frecuencia, yo hacía mínimo cuatro ejercicios por cada grupo muscular; y mínimo tres ejercicios por cada accesorio.

Frecuencia-2:

La frecuencia-2, sin embargo, era la que me daba más fuerza y mayor hipertrofia. Cada grupo muscular descansaba dos días (48 horas). Sin embargo, para poder llevar a cabo dicha frecuencia, era más que necesario un mayor descanso, ya que, si ello no hacía, no me sentía recuperado cuando le volvía a tocar al mismo grupo muscular.

Siempre que hacía frecuencia-2, tardaba entre dos y tres horas en el gym; pero tardaba menos si hacía combinando los grupos musculares opuestos, cosa que me llevaba sólo una hora o un poco más.

La frecuencia-2 la distribuía de la siguiente manera:

Lunes: pecho/espalda, y tríceps/bíceps.

Martes: hombro/trapecio, y cuádriceps/femorales.

Miércoles: accesorios (antebrazo, abdominales, glúteos, gemelos, y algunas veces abductores y extensores).

Jueves: pecho/espalda, y tríceps/bíceps.

Viernes: hombro/trapecio, y cuádriceps/femorales.

Sábado: accesorios.

En la frecuencia-2, los grupos musculares principales se llevaban a cabo dos veces en cuatro días. Es decir, que todo el cuerpo se completaba en sólo dos días, y se volvía a repetir lo mismo en la semana. Al final de esos dos días, estaban los accesorios, a modo de descanso activo.

En esta frecuencia, yo hacía mínimo tres ejercicios por cada grupo muscular.

Frecuencia-3:

La frecuencia-3 era la más extenuante. Mantener esta frecuencia implicaba comer súper bien los macronutrientes correctos, y descansar más que en la frecuencia-2. Casi no usaba esta frecuencia, pero si obligatoriamente tenía que faltar muchos días, es que la usaba como comodín, o como una carta bajo la manga.

Un ejemplo de cómo distribuía la frecuencia-3 en la semana, era así:

Lunes: fullbody (cuerpo completo).

Martes: descanso activo o pasivo.

Miércoles: fullbody.

Jueves: descanso activo o pasivo.

Viernes: fullbody.

Sábado: descanso activo o pasivo.

El cuerpo completo o fullbody, implicaba realizar ejercicios básicos, que en general eran multiarticulares. Resumiendo, serían los siguientes ejercicios: **press militar, peso muerto, sentadilla, press de banca, dominadas** (o bien jalón en polea alta, porque al principio uno no puede soportar aún su propio peso siendo un endomorfo). Si tenía aún energía, solía meterle al final un concentrado con mancuerna para bíceps, y un ejercicio de copa con ambas manos para tríceps.

Un lunes, por ejemplo, el fullbody lo hacía con puras barras; un miércoles lo llevaba a cabo con mancuernas (a excepción de dominadas o jalones), y el viernes volvía a hacer todo con barras. Era gratificante hacerlo bien pesado y de manera progresiva.

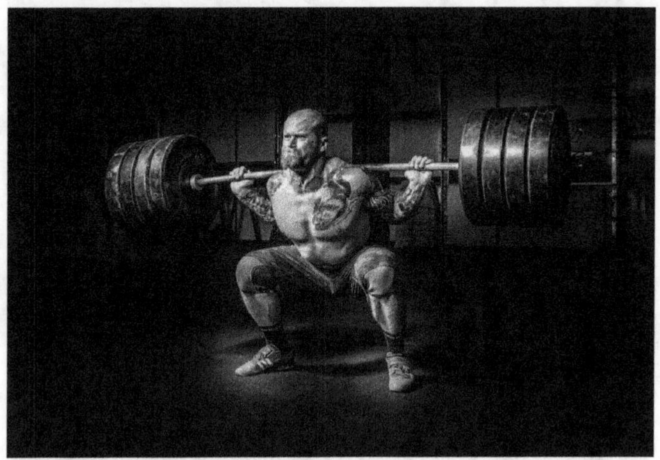

Aprendí que no hay que hacer los mismos ejercicios siempre. Pero al principio interpreté mal, y todas las veces que entrenaba cierto grupo muscular, trataba imperiosamente de no hacer el mismo ejercicio. Pero ello provocó en mí un estancamiento en mis objetivos, y me di cuenta que interpreté mal ese conocimiento…

Sí hay que hacer el mismo ejercicio, progresar con él y superarnos nosotros mismos; pero, debe uno cambiar recién cuando nota que ya no se avanza. Es decir, cuando notamos que no podemos alzar más pesado que el último peso y ello ya lleva meses, o vemos que no crecen los músculos como queremos, ahí debemos variar la rutina de ejercicios, salir de la monotonía.

El cuerpo es experto en adaptarse a las situaciones monótonas. A mí, en lo personal, me vino muy bien hacer una misma rutina por un mes más o menos, y luego cambiar antes de que el cuerpo se adapte y por ende se estanque.

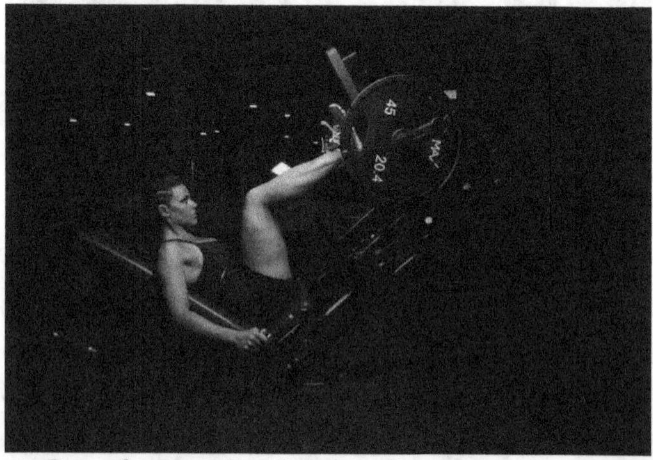

Cuando un día faltaba al gym, cuando iba hacía doble, por el día que no fui y por el día; yo era muy riguroso conmigo mismo. Siempre di prioridad al ejercicio con pesas, porque, al dar un correcto entrenamiento a los músculos, éstos aumentan el metabolismo. Los músculos bien entrenados, queman grasa incluso en los momentos de reposo

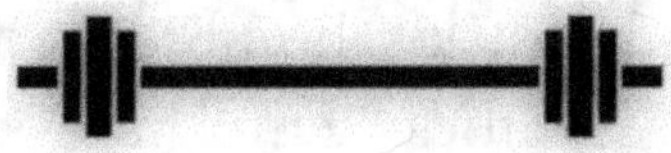

6. PARA QUÉ TIPO DE CUERPO ENTRENAS

Uno generalmente va al gym, hace todo lo que tiene que hacer, se alimenta como puede, o como cree que debe hacerlo, y espera llegar a un objetivo. Pero hay quienes hacen sólo por hacer las cosas, sin calcular las posibles consecuencias futuras en base a lo que realiza en el presente. Siempre debe haber un objetivo. ¿Cuál es tu objetivo al entrenar? ¿No te preguntaste alguna vez si, así como comes y así como entrenas, tendrás uno u otro tipo de cuerpo con el correr del tiempo? ¿Qué clase de cuerpo quieres tras todo el esfuerzo que estás invirtiendo?

Cuando voy al gym, lo primero que noto es que las chicas generalmente se enfocan sólo en piernas y glúteos; los hombres, en su mayor parte, sólo se enfocan en el tren superior. Vi que cuando uno trabaja sólo cierta parte del cuerpo, tarda en conseguir los resultados que quiere, y con el tiempo sólo hipertrofió eso en que se enfocó, quedando antiestético el resto del cuerpo.

También vi gente que se mata haciendo cardio, y dejan de lado las pesas o las utilizan muy poco; para colmo, comen reducidamente. Cuando uno exagera con el cardio, el cuerpo tiende a catabolizar el músculo, reduciéndose así de tamaño, logrando con ello un cuerpo delgado pero blando, sin mucha fuerza. El objetivo de este tipo de gente, generalmente es bajar de peso solamente, y quiéranlo o no, se irán pareciendo cada vez más a un ectomorfo.

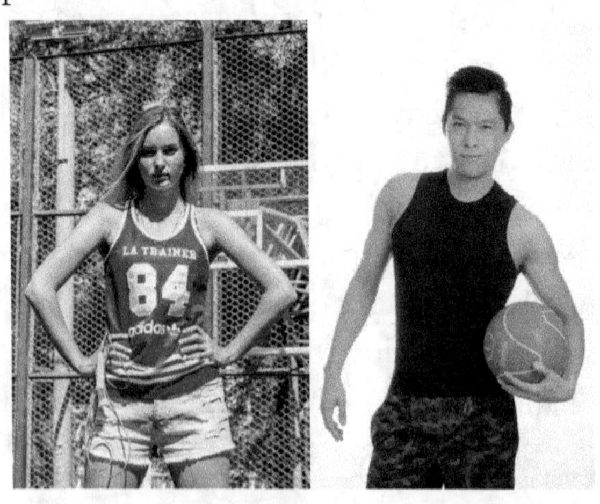

Con una buena dieta y mejor enfoque en las pesas, se obtiene en general cuerpos más estéticos; no se exagera con el cardio, sino que se hace moderadamente. Los cuerpos obtenidos no poseen exceso de grasa, pero tampoco son flacos. Se tiene mayor fuerza, y una más vistosa musculatura. Habitualmente, éste es el objetivo de los fisicoculturistas, y, las personas que se cuidan de esta manera, con el tiempo se parecen cada vez más a los mesomorfos.

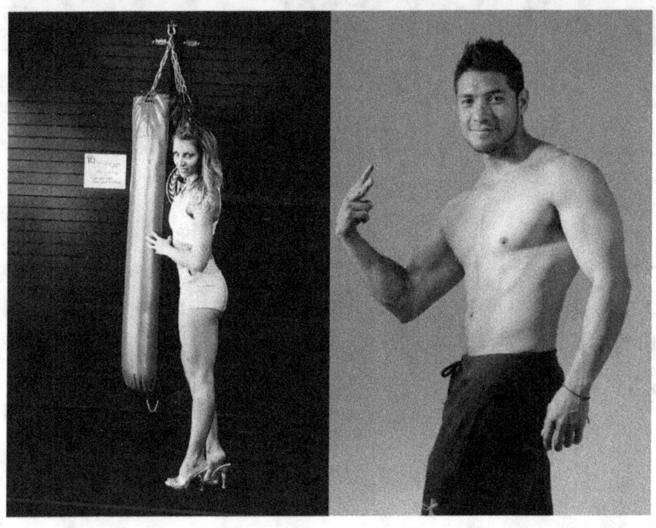

No obstante, los que comen en demasía, y se matan con las pesas, incluso también omitiendo el cardio, obtienen cuerpos muy grandes, quizá abundantes en músculos, pero también en grasas. Habitualmente, en este grupo están los que más les importa levantar pesado, dejando de lado la estética; quiéranlo o no, lo que lograrán es parecerse cada vez más a los típicos powerlifters.

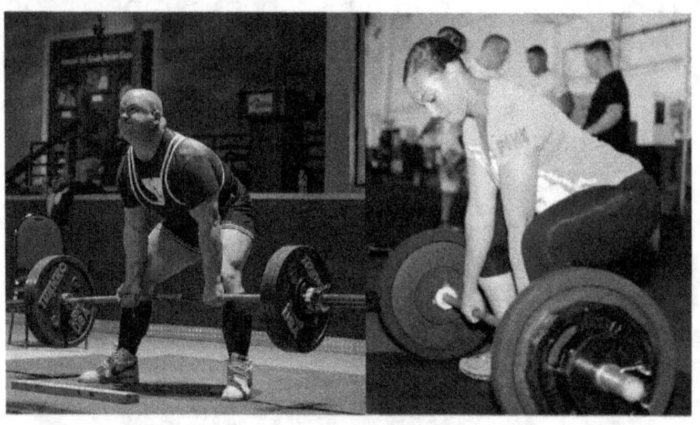

Es importante trabajar todo el cuerpo, para que el resultado sea más armonioso y más acelerado. Si pese a ello tenemos más flaqueza en lograr nuestro objetivo en cierta parte del cuerpo, entonces allí aplicamos más énfasis en esa parte donde hace falta, sin que ello implique omitir el resto de los demás grupos musculares.

Uno debe siempre apegarse a su objetivo, y ser consciente de qué es lo que logrará con el modo en que entrena y se alimenta. Y tú, ¿ya sabes para qué tipo de cuerpo estás entrenando? Si ya sabes tu objetivo, sólo persíguelo; y, de ser necesario, haz los ajustes pertinentes para ello.

Sin embargo, hacer "ajustes" no significa inyectarse esteroides. Uno siempre debe seguir lo natural, porque los anabólicos son malos a la larga. Dañan el hígado, te envejecen más rápido, si eres hombre desarrollas ginecomastia, y si eres mujer en vez de verte femenina, parecerás más un varón. Una mujer que entrena con pesas no parece hombre, ya que no tiene la cantidad de testosterona que el hombre; al contrario, queda más femenina y estética. Pero una chica que se inyecta testosterona sintética para aumentar su masa muscular, parece cada vez más un hombre, la voz le cambia, y hasta aumenta el tamaño de su clítoris; esas cosas no son atractivas para la mayoría de los hombres heterosexuales.

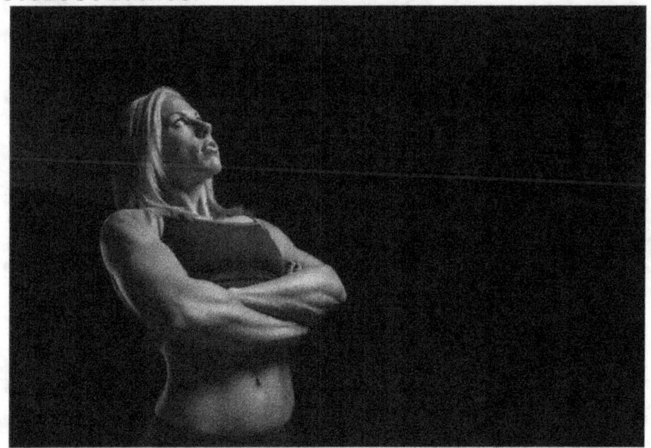

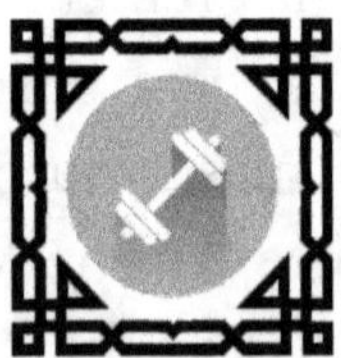

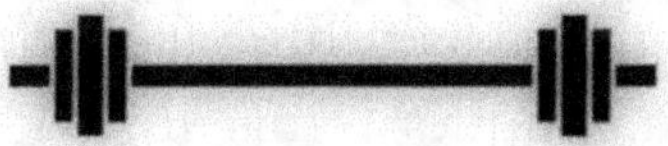

7. EL CARDIO QUE PARA MÍ FUNCIONÓ

El ejercicio cardiovascular, o aeróbico, es excelente por muchas razones, entre las cuales se encuentran la mejora de todo el sistema circulatorio. Generalmente, al menos en mi experiencia, cuando un endomorfo va al gym, la mayoría de los instructores les exhorta a hacer cardio, cardio, cardio, y más cardio. Tuve más de dos instructores (hombres) que no podían verme hacer pesas, y en cada oportunidad que tenían, querían verme correr y saltar por todo el gym, con interminables circuitos.

Resulta que cuando yo hacía mucho cardio, se me presentaban tres problemas: machaqueo a mis articulaciones, dolor en los discos de la columna (por mi problema de hernia de disco), y un estancamiento en mi bajada de peso. Muchas veces expliqué a mis instructores sobre esos tres puntos, pero era en vano, porque volvían a insistir, y mis tres puntos más bien los veían como excusas solamente.

Entonces, como siempre, dejé de hacerles caso, sin darles tantas explicaciones. Total, yo consideraba que estaba pagando sólo por usar el gym. Es cierto que solía preguntar lo que no sabía, pero generalmente yo mismo establecía mis rutinas de ejercicios, tanto anaeróbicos como aeróbicos. Me gustaba más bien investigar de internet, y probar conmigo mismo, descartando lo que no me servía o lo que podría serme perjudicial.

Probé hacer cardio todos los días, entre 30 y 40 minutos. ¿El resultado? Dolor en articulaciones, puntada en la espalda por varios días, y un estancamiento de peso o un maldito aumento de peso. A mí no me funcionaba. Yo tenía una báscula con la que me pesaba cada 10 días, y lo registraba en mi computadora, creando un esquema automático que me mostraba los altibajos en el transcurso de los meses. En el registro que hice, establecí colores como el semáforo, mostrándome mi registro actual en verde si bajaba de peso, en amarillo si el peso no variaba, y en rojo si subía de peso. En todo mi año de experimento, había muchísimos más verdes que rojos, gracias a los ajustes que hice en mis actividades y dieta.

Las veces que hacía poco cardio, o nada, mi bajada de peso era mayor, alrededor de un kilo cada 10 días. Cuando hacía mucho cardio, bajaba un máximo de 400 gramos, o subía medio kilo o más. Raro, ¿no? Pero todo tenía su porqué…

Es bien sabido que el ejercicio cardiovascular acelera el ritmo cardiaco, provocando un mayor bombeo sanguíneo. Al hacer cardio por aproximadamente media hora (suponiendo que ese día no hiciste nada de pesas), lo único que lograse "quemar" son las reservas de glucógeno almacenados en los músculos. Esto suponiendo que tu cardio demandó realmente actividad muscular, porque, aunque se pedalee en una bicicleta estática por horas, y hacerlo liviano y lento, no tendrá el efecto que esperamos. Pero luego hablaré de eso.

Bien, una vez agotada la reserva de glucógeno, recién ahí empieza a "quemarse" la grasa para dar energía a los músculos. Ello ocurre recién por encima de la media hora de actividad cardiovascular. Y, si una vez agotado el glucógeno, luego se empieza a quemar la grasa del tejido adiposo, ¿qué pasaría si se sigue haciendo cardio?

Para empezar, lo más rápido de donde se saca energía, es del glucógeno almacenado en los músculos. Pero sólo al acabar esa reserva es que se empieza a degradar la grasa para que sirva de energía en vez del glucógeno, mas esa degradación es lenta. Si uno sigue con el cardio, en vez de "quemar" más grasa, lo que se logrará es que el cuerpo también busque otra fuente de energía, y empezará a degradar también al propio músculo (catabolismo muscular).

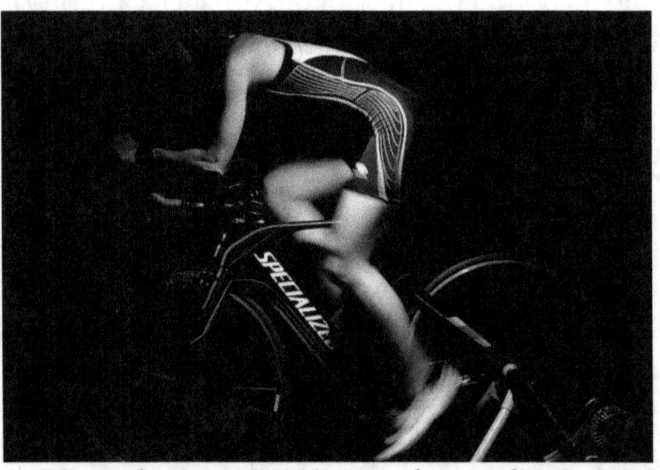

Un sobreentrenamiento de cardio, no es bueno para los músculos. Y a su vez, un sobreentrenamiento con pesas, tampoco es bueno para los músculos, porque también con ello se catabolizaría los músculos, achicándose en vez de agrandarlos. Más duración de entrenamiento, no es mejor, ni en ejercicios aeróbicos, ni en ejercicios anaeróbicos.

Por otro lado, un endomorfo en su estado puro, que trae a sus espaldas años de sedentarismo, no puede estar haciendo un cardio demasiado largo o demasiado intenso, porque ello generará en él (o ella) un impacto terrible para sus articulaciones. Y su corazón, que ya está sobrecargado con el tremendo esfuerzo de llevar sangre a tejidos que se está teniendo demás, con un ejercicio muy largo o muy intenso, podría provocar un colapso.

Un endomorfo no puede estar corriendo ya de entrada. Lo primero, si es la primera vez que entrena, debe ser empezar con 5 minutos de ciclismo lento (y/o cinta); con el tiempo debe ir aumentando tanto la duración de minutos como la intensidad, de manera siempre gradual y sin sobreesforzarse. Si no tiene estado físico para soportar una carrera, no debe hacerlo, porque en vez de beneficios, lo único que logrará será lesiones.

Otra cosa... Suponiendo que se hace sólo cardio, ¿acaso siempre quemará la misma cantidad de grasa? Pues no, no lo hará. Ello se debe a que, conforme el cuerpo se va adaptando, cosa en que es experto, se irá adquiriendo resistencia, y el mismo cuerpo ya apartará el glucógeno necesario para los 45 minutos de cardio que le metemos todos los días (por dar un ejemplo). Y, como ya no quema la grasa que queremos, la solución que siempre se dan los instructores, es aumentar el tiempo de entreno, aumentar la distancia. No obstante, siempre que el cuerpo se adapte, se tendrá que aumentar siempre el tiempo, porque no siempre la misma cantidad de minutos quemará lo mismo de hace unos meses atrás. Eso debe tomarse por ley.

Y también está el estrés. Cuando uno hace por largo tiempo un entrenamiento, aeróbico o anaeróbico, el cuerpo se estresa, y al estresarse el cuerpo, aumenta la acumulación de grasa. A mí me pasó.

Y está ese mito de hacer cardio en ayunas. Con seguridad, haciendo eso, se catabolizan más rápido los músculos, y disminuyen las defensas del organismo.

A mí, en lo personal, me gusta la cinta y el spinning. Y cuando hago cardio, mínimo lo hago dos veces por semana, no más de 20 minutos; suelo hacer algunos minutos más. Sin embargo, al hacer cardio no debe hacerse a una misma velocidad, sino ir variando la intensidad. Por ejemplo, en la cinta yo camino normal tres minutos, luego realizo una caminata más vigorosa por un minuto; luego otros tres minutos de caminata, y otra vez el minuto de vigor. La caminata no debe ser lenta, sólo en los primeros segundos de empezar a caminar en la cinta.

Cuando uno adquiere más estado físico, en vez de la caminata vigorosa, puede empezar a trotar ese un minuto. Y cuando adquiere mejor estado, con el tiempo, uno puede, luego de caminar los tres minutos, trotar 15 segundos, correr 30 segundos, volver a trotar 15 segundos, y volver a caminar los tres minutos. Luego, para terminar, ir bajando gradualmente la velocidad, para no parar de golpe teniendo el corazón completamente acelerado.

La intensidad del cardio siempre debe realizarse de manera cíclica. Lo explicado en la cinta, puede aplicarse también en la bicicleta estática o en el spinning, sólo que con el spinning no sólo se variará la intensidad, sino que se le dará carga, haciendo también ciclos donde el pedaleo sea más pesado. Vi muchos endomorfos pedalear horas súper liviano, chateando o hablando con sus smartphones, y no sudando ninguna sola gota. Aunque pedaleen una hora, a ese ritmo no quemarán nada; para mí, en mi caso, hacer eso sería sólo perder el tiempo.

Muchos instructores me dijeron que debo aumentar mi cardio. Pero, así como hago, a mí me sirve, porque veo resultados, y no se trata de un simple capricho. Mi enfoque siempre es en las pesas. Hago lo posible por agotar mis reservas de glucógeno con las pesas, y si hago cardio, la dejo al final de las pesas, porque, como ya expliqué, con el glucógeno bajo, la quema de grasa está asegurada.

Como ya dije, si sólo se está haciendo cardio, recién luego de la media hora se empieza a quemar la grasa. Pero, pues hay un pero, si uno ya se mató con las pesas, hacer 15 a 20 minutos de cardio ya implica una pérdida de grasa.

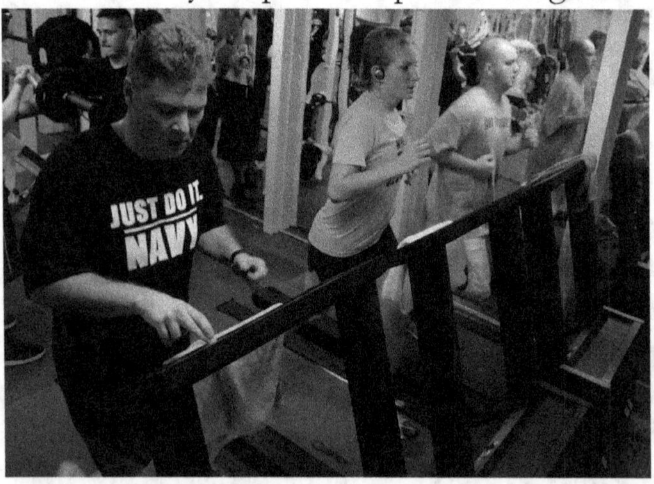

El cardio no debe ser un todo para la quema de grasa, sino que debe ser una herramienta de ayuda que debe ser utilizada de manera inteligente, sólo como complemento en la semana de pesas. Sé que tendré detractores por decir esto, pero en mi caso, fue y sigue siendo un complemento que, de usarlo constantemente, no me da los resultados que quiero; sólo usándolo pocas veces, me funciona a mí.

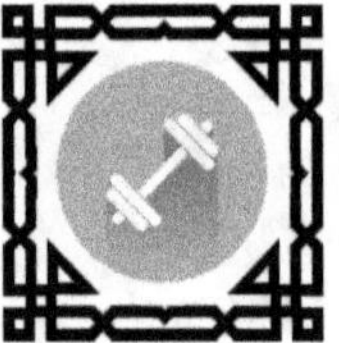

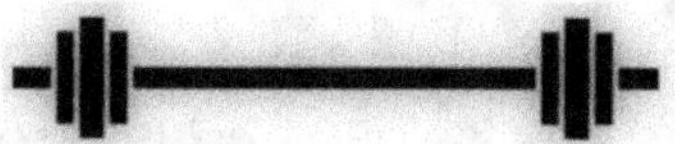

8. LA DIETA QUE ME BENEFICIÓ

Probé reducir mis comidas, para ver si así bajaba de peso, pero no conseguí con eso resultados significativos. El problema, ciertamente era la cantidad, pero no era el problema principal. Mi mayor problema, era una mala distribución de los macronutrientes. Las comidas no eran solamente comidas, no eran solamente calorías.

De hecho, el concepto de "calorías" no tiene sentido para mí, ya que no estamos hablando de una máquina a vapor, donde el carbón produce X calor para evaporar el agua. Es un concepto que debería cambiar, porque al hablar de comida no estamos hablando de un combustible a ser quemado para poder movernos.

Las comidas me gustan, y me es más lógico, considerarlas por su peso en gramos y en base a sus macronutrientes. Los macronutrientes son: **carbohidratos**, **proteínas**, y **grasas**. El concepto de calorías no es exacto, ya que 100 calorías de pasta no tendrán el mismo efecto bioquímico en nosotros que 100 calorías de pechuga de pollo, por dar un simple ejemplo. Creo que comprendiendo esto último que mencioné, ya es suficiente para que se vea a qué quiero llegar realmente.

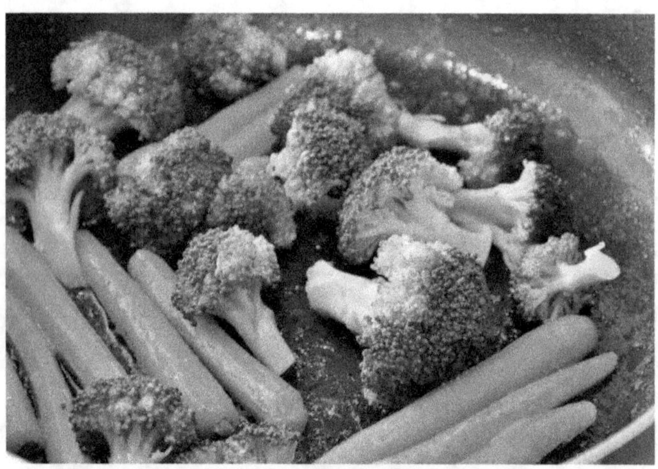

¿Cómo saber cuánta comida debe uno comer al día? Incluso hay fórmulas para saber eso, basadas en la edad, el peso corporal, la actividad física, etc. Pero, el resultado sale en calorías. Y como hemos dicho, la medición de las comidas en calorías, no es algo exacto.

Luego de muchos cálculos que hice, llegué a una fórmula simple que, sin embargo, no es exacta; mas me sirvió de guía para poder saber cuántos gramos de comida podía yo comer al día sin que ello implique engordar. La fórmula, pues, necesitaba primero una constante que facilitara el resto del cálculo, y esa constante fue el número 8,1 que lo redondeé a 8. Y la fórmula fue así: altura en centímetros multiplicado por "8", restándole luego la edad, y sumándole "100" si tuvimos entrenamiento físico pesado. El resultado, era la cantidad aproximada de comida que debía comer al día una persona, en gramos, de modo que no engorde. A mí me sirvió mucho esta simple fórmula, como guía.

((ALTURA x 8) – EDAD) + ENTRENO

Un ejemplo sería:
((183 x 8) - 36) + 100 = 1528 gramos.

El ejemplo anterior, sería de una persona con 183 centímetros de altura, con 36 años, con un entrenamiento pesado. El resultado da 1528 gramos de comida aproximada que, dicha persona, podría comer como máximo en el día para no engordar.

Si no hubo entreno, el cálculo sería:

((183 x 8) – 36) + 0 = 1428 gramos.

Por su parte, si una persona tuviese 163 de altura, y 20 años de edad, suponiendo que entrenó, el cálculo sería así:

((163 x 8) – 20) + 100 = 1384 gramos.

De no haber entrenado, el cálculo sería:

((163 x 8) – 20) + 0 = 1284 gramos.

No metí en la fórmula el peso de la persona, porque el peso es algo relativo y de ninguna manera debería definir si deberíamos comer más o si deberíamos comer menos. Una persona con sobrepeso realmente debería comer en base a su peso ideal; y, el peso ideal está directamente relacionado con la altura de la persona. La manera más fácil de medir el peso ideal en una persona adulta, es saber la altura en centímetros y restarle 100; así, una persona de 183 centímetros de altura tendría un peso ideal aproximado de 83 kilos; y una persona de 163 centímetros de altura unos 63 kilos de peso ideal.

Tampoco metí en la fórmula el sexo, porque creo que al meter como variable la altura, ya es suficiente para saber cuánta comida máxima debe comer una persona de 170 centímetros de altura, sea hombre o mujer. Pero, aclaro que, si la mujer está encinta, tiene otro tipo de alimentación, y es un tema totalmente aparte.

En la fórmula que hice, la edad resta porque se supone que, a mayor edad, el cuerpo se va ralentizando. El 100 que le agregué de haber entreno, es sólo por sentido común, porque, evidentemente, una persona que está entrenando debe comer más que una persona que sólo está en su normal día a día. Y una persona que está en cama debería comer menos que una persona que puede caminar y moverse, evidentemente. Con respecto a esto uno no debe ser tan cuadrado y encerrarse en una cosa que se le puede aplicar sólo la lógica. Esta fórmula no es en base a un estudio científico, sino que más bien es sólo una guía aproximada, la cual yo he usado.

Pero es de aclarar que esos gramos de comida totales que salen en la fórmula, son el total máximo que puede comer la persona distribuido en todo el día. Sin embargo, nunca debe ser un solo tipo de macronutriente, y tampoco nunca debe ser sólo cierta clase de comida. Es decir, que siempre hay que comer lo más variadamente posible para que el organismo reciba los micronutrientes necesarios para su correcto funcionamiento.

Los macronutrientes, sin embargo, yo siempre traté de consumirlos de la manera más equilibrada posible, dando prioridad a las proteínas. Si no podía mantener alto el nivel de proteína, lo que generalmente solía hacer era tratar de dividir en tres mi total de gramos de ingesta, y cada parte correspondía a un macronutriente. Es decir, que, si mi cantidad total aproximada de comida diaria me daba unos 1500 gramos, y aun así con ello no tenía la cantidad de proteína como para tenerla más alto que el resto, procuraba que 500 gramos sean de comidas que contengan carbohidratos, 500 que contengan de proteínas, y 500 que contengan de grasas.

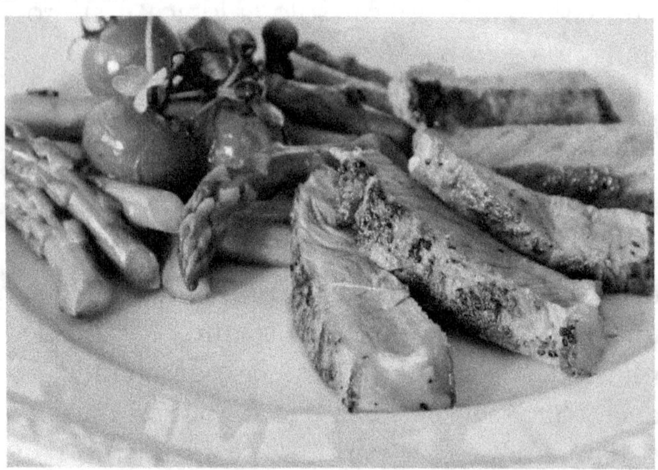

Una comida no está construida únicamente de los macronutrientes. Por ejemplo, la carne de res contiene proteínas, grasas, minerales, agua… Es así, que 100 gramos de carne de res, tendrá sólo 26 gramos de proteínas aproximadamente; un huevo de 50 gramos, tendrá sólo 6,3 gramos de proteína. Y una verdura, por ejemplo, un trozo de 100 gramos de brócoli, tendrá 6,6 gramos de carbohidratos… A lo que quiero llegar es que, comer un alimento que contenga proteína no hace que el peso total de ese alimento sea de pura proteína, sino sólo un pequeño porcentaje; lo mismo con un alimento que contiene en su mayor parte carbohidratos, no quiere decir que su peso total sea de carbohidratos.

Pero yo, como endomorfo, tenía problemas con el exceso de carbohidrato y grasa, y de hecho más con el carbohidrato. Siempre que me excedía con carbohidratos (especialmente las muy procesadas) y con la grasa (en especial la comida que contenía grasa trans, que aumenta los triglicéridos), y tenía mínima la cantidad de proteínas, subía de peso; pero siempre el carbohidrato me engordó más que la grasa, según noté. Lo comprobé muchas veces conmigo mismo, y fue así que reduje las comidas azucaradas, los panificados, las pastas, las frituras, y el resto de comidas chatarras. También dejé de comer los derivados de la soja, como la carne de soja que me engordó muchísimo, y eliminé también la leche por su contenido de lactosa (que es un azúcar); por su parte, dejé también la leche sin lactosa, porque para que sea agradable al paladar, generalmente se le agrega azúcar regular otra vez.

Una de las cosas que me sirvieron mucho, fueron los huevos enteros, y comía 2 a 6 al día, sin que ello aumente mi colesterol malo; el huevo ha sido demonizado, y no se toma en cuenta que su yema en realidad posee el colesterol bueno (HDL), y no el malo (LDL) que es lo que causa la aterosclerosis (de hecho, el HDL ayuda a eliminar el LDL).

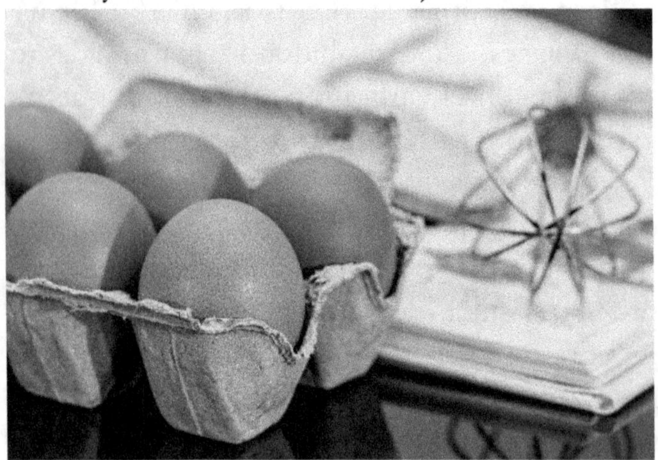

Si en el día me excedía con uno de los alimentos cuyos macronutrientes principales no fueran proteína, al otro día lo compensaba reduciendo el alimento con el macronutriente que estaba en superávit el día anterior, poniéndole su cantidad en proporción a lo que sobrepasó los 500 gramos que le correspondían, y aumentando el otro macronutriente que estuvo en déficit. Por ejemplo, si un día comí 800 gramos de comidas con carbohidratos, 300 de comidas con proteínas, y 400 de comidas con grasas, al otro día, para compensar, procuraba comer: 200 gramos de lo que contenía carbohidratos, 700 gramos de lo que contenía proteína, y 600 gramos de lo que contenía grasa. En el tercer día, trataba que todo vuelva a ser parejo si no podía volver a mantener alta la proteína, y de ser posible, siempre trataba de tener lo más bajo posible el carbohidrato en comparación de los otros macronutrientes.

Se supone que en los carbohidratos entran las verduras, pastas, y el resto de los glúcidos. En las proteínas, entran tanto la proteína vegetal como animal. Y en las grasas entran las grasas saludables como las contenidas por la yema del huevo, aguacates, etc.

Pero, ¿cada cuánto tiempo comer? Las personas que comen sólo tres veces al día (por ejemplo: desayuno, almuerzo y cena), aunque coma la cantidad correcta, entre cada comida hay un lapso grande de horas en que el cuerpo vuelve a tener hambre. Como no es "su hora", no le damos y esperamos hasta la hora de la siguiente comida. Para cuando al fin comemos, el cuerpo, que ya pasó hambre, empieza a retener gran parte de lo que le damos, y empezamos a engordar sin entender por qué. Siempre que salteamos cuando el cuerpo ya nos pide comida, éste como que se asusta y se prepara para otro momento en que no le demos de comer, y empieza la retención y la ralentización metabólica.

Para evitar lo anterior, es que uno siempre debe hacer caso al cuerpo, y darle cuando pide. Hay que darle la misma cantidad de comida máxima total que hallamos con la fórmula, pero distribuida en diferentes partes, y ya no sólo en tres. El cuerpo generalmente tiene hambre en el **desayuno**, en la **media mañana**, en la **siesta**, en la **media tarde**, al **final de la tarde**, y a la **noche**. Como puede verse, son seis divisiones. Pero uno no debe ser cuadrado y dividir siempre su día en seis comidas, porque habrá ocasiones en que el cuerpo no pida, y por cumplir con ese seis, le damos comida cuando el cuerpo no necesita. Forzando al cuerpo a cumplir la cantidad de seis, lo único que logramos con eso es un exceso que el cuerpo se verá forzado a guardar, ya que el cuerpo por un lado elimina lo que le sobra, pero por el otro lo retiene.

Cuando el cuerpo no te pide, no le des (a excepción del desayuno, que un endomorfo debe hacerlo siempre); cuando el cuerpo te pide, dale, aunque sea poco, pero no le obligues a que en la próxima comida él retenga a causa de que en la comida anterior le privaste. El secreto está en distribuir en varias partes el total aproximado de gramos de comidas en base a la fórmula; pero como dije, la comida siempre debe ser variada, y los macronutrientes deben estar distribuidos lo más equilibradamente posible en el total.

Uno debe saber siempre qué es lo que quiere lograr, y hacer los ajustes necesarios en base a eso, como siempre digo. Si uno quiere subir de peso, debe estar en superávit, comiendo más, y entrenando sólo ligeramente. Si uno quiere mantener su peso, debe comer lo más equilibradamente posible, no comiendo ni de menos ni de más, y entrenando regularmente. Pero si uno quiere bajar de peso, debe estar en déficit, comiendo más poco, y entrenando más intensamente de lo habitual.

Por su lado, la "comida trampa" es una cosa que quizá le beneficie a un ectomorfo o a un mesomorfo, pero no a un endomorfo, jamás. Un endomorfo debe mantener su déficit incluso en los días de descanso, y para ello, cuando no entrena igual debe moverse, y no comer más de su normal nunca, y reducir lo máximo posible las veces que coma comida chatarra. A saber, la alimentación normal de un endomorfo, es el déficit moderado.

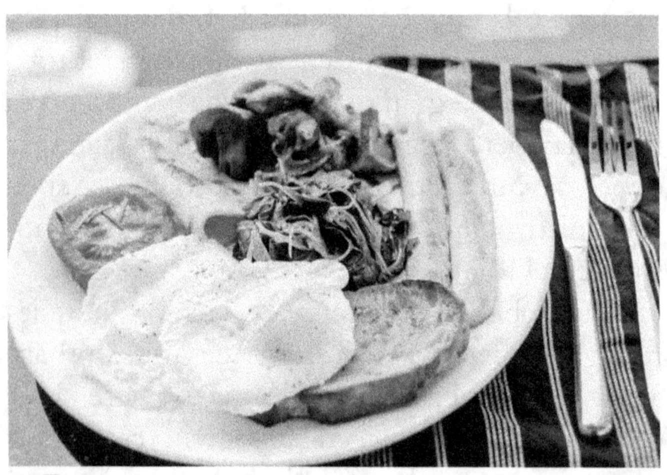

Pero, surge una cuestión con respecto a las cantidades, que debe ser aclarado. Si una persona endomorfa viene comiendo mucho de manera habitual, ¿cómo hace para cambiar ese estilo de vida y comer más poco? La respuesta, es nunca reducir las cantidades de manera abrupta, ya que ello provocará consecuencias negativas en el cuerpo, como si le causáramos un susto por la falta de costumbre, y se tenderá con ello al efecto rebote.

Siempre, pues, cualquier cambio debe ser gradual y lento. Uno debe elegir un método que sea llevadero con el tiempo, y no hacer un método rápido que no será de ninguna manera beneficioso para la salud, que corre el riesgo de que muy seguramente lo abandonemos. La manera progresiva, siempre es la mejor forma de mejorar el metabolismo.

Si en el almuerzo siempre comiste dos platos y medio de comida, y tu objetivo es comer sólo un plato, no hagas de golpe el cambio de comer sólo un plato ya de entrada. Trata de eliminar ese medio plato, y cómete sólo dos; cuando ya te acostumbres a comer sólo dos, haz el cambio de comer sólo uno y medio. Cuando ya te acostumbraste con el tiempo a comer ese plato y medio, puedes reducir ese medio plato, hasta acostumbrarte nuevamente, y más adelante poder comer sólo un plato.

Llegado al objetivo, será ya sólo cuestión de no recaer en las costumbres viejas que eran perjudiciales para nuestra salud. Cuando ya puedas comer al mínimo de un plato que quisiste llegar, sólo debes procurar de mantenerlo así con el tiempo, sin olvidar los equilibrios de macronutrientes y variedad a favor de los micronutrientes.

Un endomorfo debe alimentarse bien, pero ello no debe significar "sobrealimentarse". A mí me sirvió muchísimo llevar un registro diario de todo lo ingerido, para un mayor control y posibilidad de ajustes en la dieta o entreno. La mejor forma de registrar es con una aplicación en el móvil, y pesar todo cuanto uno mete a la boca. No diré cuál aplicación es mejor, porque no estoy haciendo propaganda de ningún producto. Pero hay muchas aplicaciones, sólo debe uno buscar "control de macronutrientes", o "contador de calorías" (pero que este contador de calorías pueda mostrarte también los gramos de macronutrientes que uno consume).

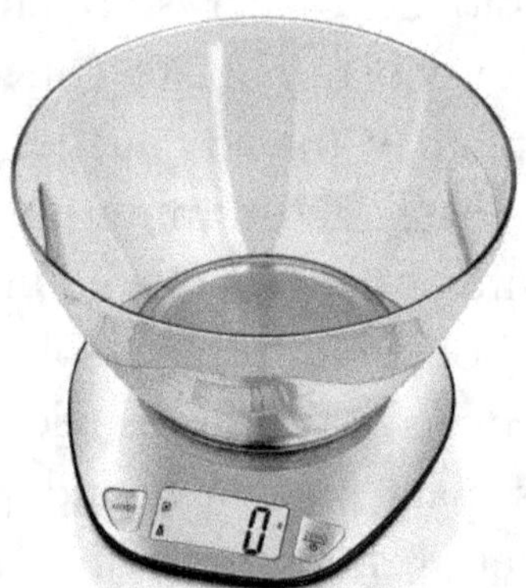

Yo me hice de una báscula para mis comidas, y siempre peso todo cuanto como; hay muchos tipos de báscula, pero a mí me gustan más las electrónicas. Simplemente hay que poner el plato o contenedor vacío en la báscula, poner en cero su valor para que no sume su masa, y recién ahí agregarle lo que vamos a ingerir.

Controlando lo que comemos, hará que seamos más conscientes cuando nos estamos sobrepasando nuestro límite, o cuando uno de los macronutrientes está muy bajo o muy alto. Un endomorfo debe monitorizar su alimentación, porque ahí está la clave para que realmente vea resultados. Los ejercicios sólo son un estímulo para lo que uno se propone, pero es la dieta la que nos forma lo que somos día a día.

Pero un endomorfo no puede hacer sólo dieta y dejar de lado el ejercicio. Yo una vez probé eso, y me llevé una terrible decepción... El endomorfo está condenado al movimiento, a la alimentación equilibrada, y al descanso para que pueda recuperarse de su entrenamiento. Para los endomorfos, la sola dieta sin ejercicios, no es suficiente; el sólo entrenamiento sin una buena dieta, tampoco es suficiente. Una combinación es lo adecuado para el endomorfo, siempre.

Y si un endomorfo, sin querer un día se sobrepasa en la cantidad de comida, tranquilo, que no se estrese por eso; sólo debe comer más poco al otro día, y procurar mantener su línea normal de cantidad el resto de los días del mes. Algún que otro exceso habrá a lo largo del año, pero que ellos no sean adrede, sino porque sin querer se pasaron las cantidades. El control debe estar ante todo, y no la condenación hacia uno mismo.

Otro secreto, es comer lentamente. A mí me sirvió mucho esto. Comer rápido, hacía que no me sienta satisfecho, y que tienda a comer más. Pero comer más lentamente, hacía que me sienta más satisfecho, con lo cual no ingería más de lo que debía. Es sólo un truco, pero efectivo. Come despacio, y verás que comerás menos.

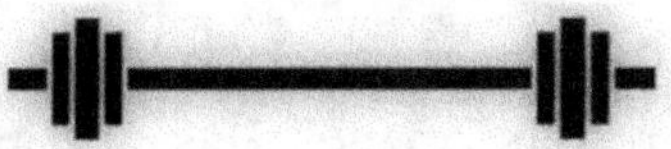

9. LA SUPLEMENTACIÓN

Una persona que se alimenta bien, y que recibe correctamente los macronutrientes, así como los micronutrientes, no tiene por qué suplementarse. No es necesaria la suplementación si se puede cubrir la carecía de cierto nutriente sólo con la comida tradicional. Pero, si por querer cubrir la carecía implica comer más, cosa que un endomorfo no debería, ahí la suplementación sería quizá una opción. Lo mismo ocurre si con todo lo que se come, no se alcanza cierto nutriente en los valores diarios que debería tener; en ese caso, también es válida la suplementación.

Hay personas desesperadas en bajar de peso, que omiten las comidas normales y prefieren suplementarse. La cosa no funciona así. Jamás un suplemento tendrá los beneficios de las comidas naturales. Uno debe, en lo máximo, evitar las comidas procesadas, y tratar de hacer la mayoría de las veces su propia comida. Lo hecho en casa no escapará de nuestro control con respecto a lo que tiene y lo que no tiene de nutrientes. Pero, si con eso nos damos cuenta que nos falta algún nutriente, adelante con la suplementación correcta.

En mi caso personal, cuando ya elegí cambiar mi estilo de vida, me di cuenta que los cambios nunca debían ser bruscos, porque de serlo así, uno luego abandona, o si baja muy rápido de peso, luego cae en el efecto rebote en un momento dado. Y con los cambios que hice, empecé a dominar yo mismo lo que iba a consumir, organizándome, comprando, viendo valores nutricionales de los productos, haciendo las divisiones para los días… En fin, hice un cambio bastante radical, referente a organización, con todo lo que tenga que ver con mi cuerpo.

Y lo que siempre fue mi problema, era que con todo lo que yo hacía, en mi control me percataba de que siempre la proteína estaba más baja que el carbohidrato. Muy bajo, de hecho, incluso más bajo que la grasa. Entonces, ¿cuánta proteína debía yo consumir realmente?

Estuve investigando, y me enteré que, para subir la masa muscular, uno debía consumir 1.5 a 2 gramos de proteína por cada kilo de peso corporal, o incluso más; esto se debía a que la proteína es la que en el cuerpo es descompuesta en aminoácidos, que luego son utilizados para construir nuestros músculos, y repararlos de estar dañados con el entrenamiento.

Entonces, hice los cálculos, y para mí era demasiada proteína, ya que yo tenía un exceso de peso, pero el exceso era de grasa, no de músculo. No podía, pues, aplicar esa fórmula de 1.5 a 2 gramos por cada kilo de lo que yo pesaba, al menos multiplicado por mi peso total.

Entonces analicé, y llegué a la conclusión de que, en realidad, la cantidad de proteína debía estar relacionada más bien con el peso ideal que con el peso total. El peso total era la suma de todo el peso magro, más el tejido graso, más agua. A saber, el peso magro se constituía del peso obtenido por nuestros huesos, músculos, y órganos.

Llegué a la conclusión de que, una persona que entrena, debía consumir al menos un gramo de proteína por cada kilo de su peso ideal. Pero si era una persona que quería crecer muscularmente, entonces podía multiplicar su peso ideal por dos.

Por dar un simple ejemplo, si una persona de 170 centímetros de altura entrena, debería consumir al menos un gramo de proteína por cada kilo de su peso ideal; esto sería aproximadamente 70 gramos de proteína al día para la hipotética persona. Pero si su objetivo es el aumento del tejido muscular, aparte del entrenamiento y el descanso adecuados, su proteína total del día debería sumar 140 gramos.

No hay que sobrepasar los límites, porque, todo lo que es en exceso, es dañino. Así que, tampoco debe abusarse de la proteína, porque, ciertamente, tampoco será saludable tener una intoxicación proteica. La propaganda sobre los suplementos es que, a más cantidad de proteína, mejor. Pero no siempre, o casi nunca, "más" significa "mejor".

El cuerpo descompondrá sólo la proteína que necesita, y el resto lo desechará por la orina. Comer proteína en exceso, implica también una sobrecarga para los riñones; y, por ende, a mayor consumo proteico, la ingesta de agua también deberá aumentarse.

Para alcanzar mis requerimientos de proteína diarias, me he suplementado con proteína en polvo, consumiéndola preferentemente luego del entreno. El tipo de proteína que yo compraba siempre fue la isolatada o aislada, porque era la más pura en proteína, y la que poseía menos carbohidratos, grasas y lactosa; además era la que más rápido se absorbía por el organismo, en especial dentro de la media hora de la llamada "ventana anabólica" (cuyo margen en realidad es mayor).

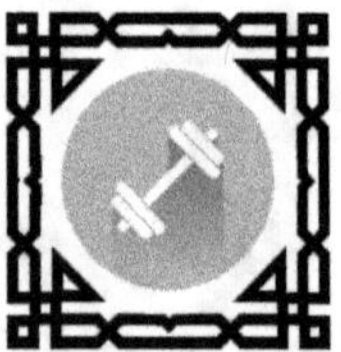

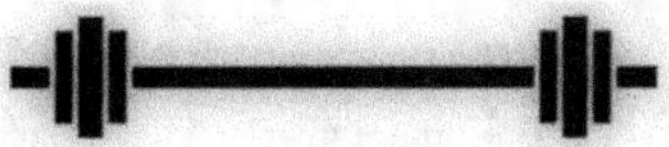

10. LA HIDRATACIÓN

Generalmente, un endomorfo tiene retención de líquidos. Una de las cosas que favoreces la retención de líquidos, es la exagerada ingesta de sal. También, aunque parezca paradójico, la retención de líquidos es provocada justamente por beber poca o nada el agua. ¿Por qué? Pues porque, justamente, no le estamos dando agua al cuerpo, y éste extrae el agua de las cosas que ingerimos, y la retiene, ya que el agua es esencial para el correcto funcionamiento celular.

Todo el mundo ha escuchado el famoso dicho de que, lo saludable, es beber dos litros de agua al día. Pero como cada cuerpo es un mundo totalmente aparte, no puede siempre aplicarse lo mismo para una persona como para otra.

La ingesta máxima de agua está relacionada con el tamaño de la persona, y con su actividad física. He recibido consejos de personas que me llegaron a decir que lo saludable realmente es consumir entre 5 a 8 litros diarios. Eso, para mí, es una barbaridad. Según mis investigaciones, el exceso de agua también es dañino para el organismo.

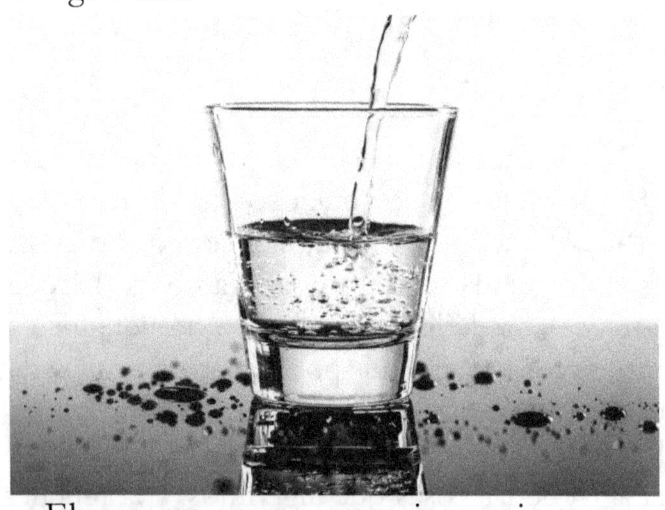

El agua en exceso causa insomnio, porque las visitas reiteradas al baño durante la noche, no te dejarán descansar como se debe. El envenenamiento por agua, o la sobredosis de agua, es otra posibilidad. Cuando uno le mete mucha agua al cuerpo, la sangre queda más diluida, y las células se hinchan. Esto último no es lo conveniente, en especial para las células del sistema nervioso.

Consumir poca agua es malo, pero consumir demasiada, también lo es. ¿Ya has visto lo que le ocurre a una planta que recibe poca agua? ¿Y también ya pudiste ver lo que ocurre si una planta recibe agua en exceso, suponiendo, claro, que no es una planta acuática? Pues bien, con el cuerpo ocurre lo mismo; darle poca agua es malo, y también darle mucha más de lo que requiere, lo es.

Una vez leí una barbaridad, en donde se recomendaba beber 35 ml de agua por cada kilo de peso corporal. Entonces, siendo ése el caso, una persona obesa que pesaba 140 kilos, debía beber 4.900 ml de agua al día, ¡casi 5 litros! Eso ya es insano.

Yo hice unos cálculos, y llegué a la conclusión de que, la cantidad máxima de agua ingerida al día, debía ser más bien 33 ml por cada kilo del peso ideal. O sea, para una persona de 180 centímetros de altura, su máximo de agua, independientemente de su peso total, debía ser: 80 (su peso ideal aprox.) x 33 (ml) = 2.640 ml.

Ese valor al menos era menos perjudicial que los galones requeridos por muchos "profesionales". Sin embargo, uno no debía ser cerrado y tener siempre ese valor máximo como una constante en el día a día, ya que debe tener en cuenta otros factores como son: la actividad física, y el color de la orina.

Si una persona estaba sentada todo el día, debía tomar agua sí o sí para evitar la retención de líquido, **pero** no debía consumir la misma cantidad que consumiría un día que hiciese mucho calor o con un entrenamiento intenso. Y, por otro lado, debía fijarse por el color de su orina. La orina debía tener un tono bien transparente, pero tirando al amarillo pálido. Si el color era muy oscuro, obviamente la persona estaba deshidratada; pero si el color es más bien tirando al blanco (totalmente transparente), la persona ya se está excediendo con su ingesta de agua.

Hay, por su parte, personas que les cuesta realmente tomar agua, porque o bien no están acostumbradas a su ingesta diaria, o bien porque el hecho de no tener sabor, no les da motivación para ingerirla. Pero todo tiene solución. Una de las maneras de beber agua, es saborizándola con cosas naturales, como por ejemplo ponerle limón, o jengibre machacado.

A mí, en lo personal, me costó ingerir agua. Entonces, aparte de saborizarla como he explicado, me establecí ciclos, y también horarios. Por ejemplo, cuando en el trabajo estaba haciendo alguna cosa, cada vez que terminaba cierta parte de mi labor, tomaba unos sorbos del termo que llevaba siempre conmigo. En el gym, cada dos series de un ejercicio, tomaba también unos sorbos; también tomaba varios sorbos al final de cada ejercicio.

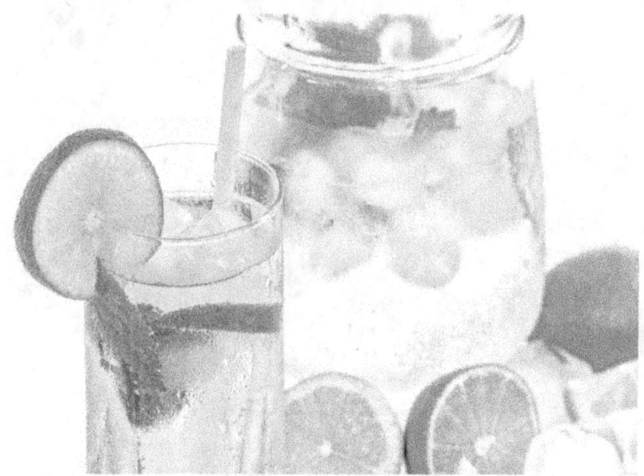

Y, con estos establecimientos que me hice yo mismo, llegué a tomar un máximo de tres litros en mis días de entreno. Pero en los días en que no tenía ninguna actividad, me guiaba más bien por si realmente tenía sed, y por el color de mi orina, como expliqué anteriormente.

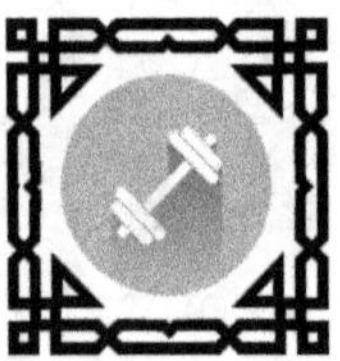

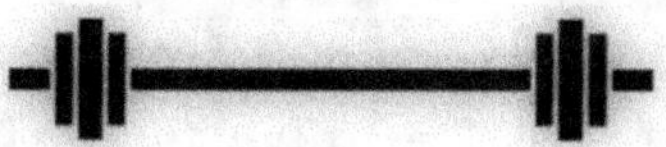

11. DILEMA ENTRE VOLUMEN Y DEFINICIÓN

Cuando al comienzo de mi cuidado empecé a ir al gimnasio, cada tantos meses cambiaba de gym, porque siempre había algo que no me gustaba. Una de esas cosas era que yo quería entrenar los seis días, y el gym al que iba sólo abrían de lunes a viernes. Yo me sabía desenvolver en cinco días, y de hecho me desenvolví muy bien por varios meses; pero, veía más manipulable mi entreno en seis días, que en cinco.

Y, en la mayoría de los gimnasios en que iba, los instructores me veían, y al notar mi sobrepeso lo primero en que hacían hincapié a cada rato era en que no debía enfocarme tanto en las pesas, sino darle más prioridad al ejercicio aeróbico o cardiovascular. Querían verme trotar por todo el gym con circuitos "funcionales", hacer saltos, levantar pesas livianas con interminables repeticiones…. Pero yo no les hacía caso. Bueno, de eso ya he hablado anteriormente.

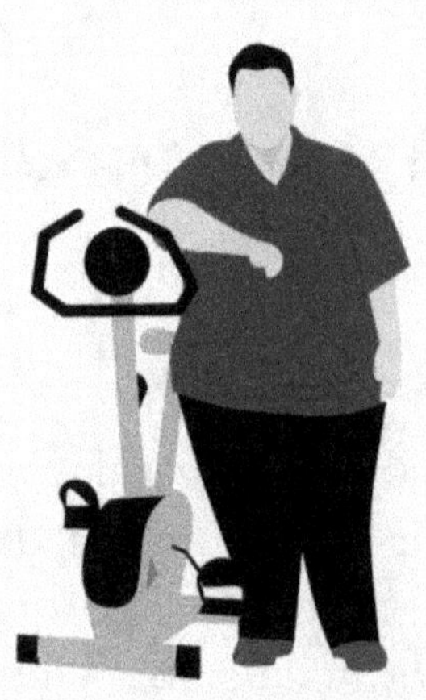

El motivo por el que me decían siempre eso, era porque no sabían o no querían entender mis objetivos. Parece que les costaba comprender que **yo no quería ser flaco**, yo no buscaba bajar de peso tan abruptamente. Ellos querían que yo bajara lo más rápido posible, y que pierda muchos kilos al mes, y que en el año perdiera más de 50 kilos. Incluso llegué a pensar que eran "endomorfóbicos", es decir, que odiaban ver en su gimnasio a un endomorfo que hacía todo lo posible por tener el cuerpo que sólo él quería, y que se reusaba a ser guiado por los instructores. Parece que les molestaba ver a una persona no dependiente de los instructores. Les molestaba sentirse que no podían influir en una persona que luchaba sola por lo que se proponía. Estaba bien dar consejos, porque era su trabajo; mas la insistencia ya estaba demás cuando, la persona, tenía sus propias metas.

La mayoría de las veces me dijeron que primero debía bajar de peso, y no preocuparme por la ganancia muscular. Me decían que debía enfocarme en bajar todo lo posible, para luego preocuparme por ganar masa magra. Me decían que uno no podía bajar la grasa y a su vez ganar músculo, sino primero lo uno y después lo otro, separadamente. En pocas palabras, me decían que primero debía definir, y luego hacer la etapa de volumen. Y hay veces, algunos de ellos se contradecían con sus consejos, lo cual ya era motivo para que yo me molestara y me cambiara de gimnasio. Seguro les di el gusto al cambiarme, porque probablemente lo que buscaban era justamente eso, que el endomorfo e independiente del gym, ya no les molestase la visual… Sí, me estoy descargando, lo sé.

Bien, ¿qué es la etapa de volumen, y qué es la etapa de definición?

En la etapa de **volumen** uno entrena como bestia, se enfoca más en la hipertrofia y come demás, para justamente estar en superávit, con el objeto de obligar a crecer a los músculos, y hace cardio poco o nada. Sin embargo, en esta etapa, al ganar músculo, también se gana grasa; y, uno se ve bastante masivo, aunque no con los músculos marcados.

En la etapa de **definición**, por su parte, uno entrena también como bestia, pero debe estar en déficit, por lo cual come mucho más poco, y para aumentar dicho déficit también le mete ejercicios cardiovasculares. No obstante, en esta etapa, al perder grasa, también se pierde un poco de músculo; y, uno se ve como más apretado, es decir, con los músculos bastante marcados, pero un poco más reducidos.

Ahora bien, lo que algunos instructores me dijeron, fue que yo debía entrenar como en etapa de definición, y enfocarme más en el déficit, omitiendo las ganancias musculares por unos meses. Lo analicé, y con ello lo que lograría sería bajar entre 5 a 6 kilos en un mes, lo que en el año sería aproximadamente 60 kilos perdidos, lo que en una semana sería casi kilo y medio a la semana.

Me hice la película en la cabeza, y, como yo estaba muy obeso, obviamente al bajar tan rápido, tendría muy poca ganancia muscular. Se diga lo que se diga, yo sabía bien que, mi piel no tendría tiempo de adaptarse a ese cambio tan repentino, por lo cual me colgaría en ciertas zonas del cuerpo: tal vez a los costados del pecho, el pecho, la zona abdominal, la piel bajo el brazo, hacia la espalda, bajo los glúteos, la parte detrás de la pierna, etc.

Y la película que yo me hice, era fundamentada, ya que tuve algunos amigos que bajaron muy rápido; caminaban mucho al día y comían muy reducidamente, pero cada dos horas, sin tener en cuenta la distribución de los macronutrientes. Yo veía cómo la piel se les colgaba, porque de ser muy obesos, pesando más de 150 kilos algunos de ellos, su bajada apresurada no dio tiempo a su piel para la adaptación. Obviamente, ellos no pensaron en la estética, sino solo y únicamente en el resultado de la báscula. Sólo quisieron ser flacos cuanto antes, sólo quisieron mejorar su salud lo más rápido posible, ya que algunos de ellos incluso empezaron a desarrollar diabetes, y se desesperaban. Un par de mis amigos llegaron a recaer, y subieron nuevamente de peso; subieron 20 a 30 kilos luego que bajaron tanto, es decir, tuvieron el efecto rebote, y se deprimieron.

Pero, entonces, ¿cuánto es saludable bajar al mes? ¿Cuánto es saludable bajar a la semana? ¿Cómo hacer para dar tiempo a la piel para que no parezcamos un flacucho dentro de un forro de piel extra-grande? Y, la pregunta más importante: ¿qué hacer para que no volvamos a recaer, subiendo nuevamente?

Para responder todas esas preguntas, me parece que debo contestar primero a la última: **uno debe seguir un plan que no sea de corto plazo y efecto inmediato, sino un plan que pueda llevar a cabo cómodamente a la larga, viendo resultados seguros y graduales, y adquiriendo con ello una forma de vida, para toda la vida.**

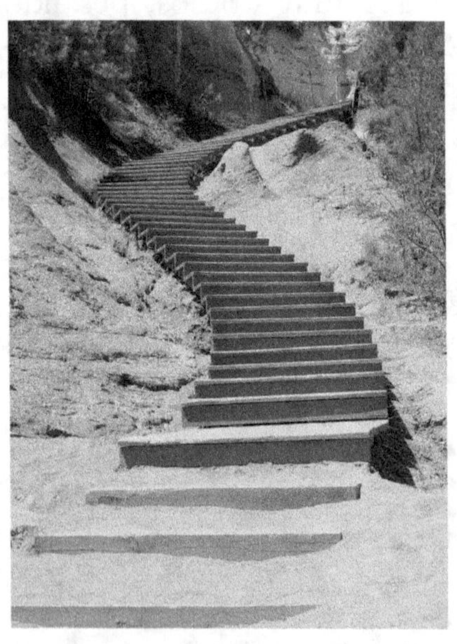

Solamente bajando de peso muy gradualmente, la piel se habría de adaptar, no quedando colgante. Un endomorfo debería enfocarse sólo en bajar aproximadamente 400 gramos a la semana, de manera constante, y cambiando su estilo de vida progresivamente. Lo bueno no es bajar mucho en poco tiempo, para quedar sólo antiestético y correr el riesgo de recaer con el efecto rebote que vi en mis amigos. Lo ideal sería, más bien, bajar poco a poco, lentamente, pero de manera constante en el tiempo.

Un endomorfo no puede empezar por "definición", ya que, una vez que baje todo lo que pueda, debajo de esa piel quedará una persona flaca, flaca y flácida. Pero, si un endomorfo ha ganado buena musculatura, cuando haga definición habrá de notarse todo su esfuerzo. En pocas palabras, si uno sólo hace definición desde el comienzo, una vez que baje no se verá nada qué definir; pero si uno hace musculación, llegado el momento bajará y se verá todo lo que ha construido.

En mi caso yo entrenaba como animal, y cardio lo hacía dos o tres veces por semana solamente, mínimo 20 minutos (máximo 30), y lo hacía luego del entrenamiento de pesas, cuando las reservas de glucógeno estaban bajas, para que el cuerpo empiece a tomar la energía del tejido adiposo. Para evitar lo mayor posible el catabolismo, nunca me excedía en el cardio cuando lo hacía, y tenía siempre baja mi ingesta de carbohidratos especialmente, priorizando las proteínas para tener un aumento muscular lento conforme reducía mi grasa corporal. Es decir, yo no hacía precisamente volumen, ni tampoco definición. Yo estaba entrenando para ganar masa muscular, y al mismo tiempo reducir lentamente mi grasa corporal.

Entrenaba a la mañana, habiendo previamente desayunado. Luego del gym tomaba mi batido de proteínas, y proseguía mi día normal. Como el día era más largo, obviamente el entreno sólo tenía un impacto en mi cuerpo en un 20% realmente, ya que era sólo el estímulo; la alimentación era el principal componente que manifestaba mi cambio, teniendo un 80% de impacto en mi cuerpo.

Como ya expliqué, si se está en etapa de volumen, uno adquiere músculo, pero también grasa; si se está en definición, se pierde grasa, pero también un poco de músculo. Yo hacía como una combinación, pues entrenaba para ganar volumen, aumentando mi ingesta de proteínas, y al mismo estaba en déficit, porque me cuidaba en mi alimentación reduciendo aquellas cosas que tendían a engordarme. Ello, pues, tuvo un resultado positivo para mí.

Sí, gané masa muscular, muy lentamente, y a la vez perdía grasa. Bajaba de peso muy lentamente, porque ganaba músculo, y gradualmente se reducía de tamaño mi tejido graso. Yo soy la prueba viviente de que eso se puede, porque bajé de peso, y al mismo tiempo adquiría una forma fuerte y estética conforme avanzaban los meses.

Cuando uno sigue el sistema lento, no debe enfocarse tanto en la báscula, sino en el espejo. La báscula hay veces subirá, pero en general bajará despacio, mes a mes. Yo, para no volverme loco con ese altibajo constante, me pesé cada 10 días y lo registré en mi laptop. Veía que mi peso era bastante fluctuante en el gráfico, pero noté que la tendencia era la bajada. Cada mes bajaba de peso, lento, pero seguro. Mi vida estaba cambiando, y ello me hacía feliz. Me sentía más sano, y ya no tenía varios problemas de salud que tenía antes, en la época que no me cuidaba. Yo me estaba convirtiendo, gradualmente, en una mejor versión de mí mismo.

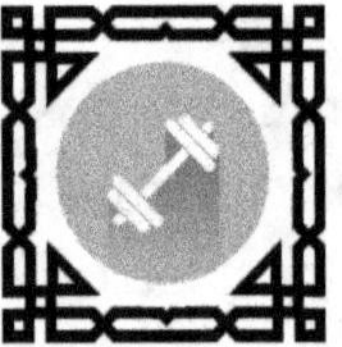

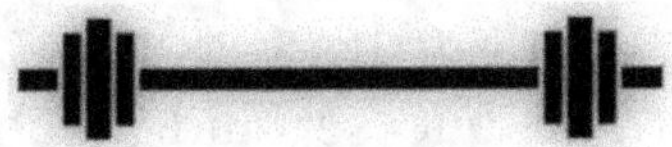

12. EL DESCANSO OBLIGATORIO

Dormir no es sólo descansar. Dormir, dormir plenamente, es recuperarse de los daños que le hemos hecho al cuerpo. Cuando uno entrena, daña las fibras musculares, los tendones, las articulaciones, y come lo que tiene que comer para que el cuerpo pueda repararse; pero la reparación no ocurre cuando se entrena, que es cuando le machacamos al cuerpo, sino durante el sueño.

Una persona adulta que entena, debe dormir alrededor de siete horas al día. Si durmió menos de eso, debería procurar al menos dormir un poco a la siesta, al menos una media hora.

Cuando uno se cuida, se da cuenta que debe entrenar sí o sí, porque el movimiento es vida; pero no todo es entreno. El que se cuida también debe cuidar su dieta, porque no todo es entreno. Pero el que se cuida, debe entender que no todo es entreno y dieta, sino también descanso. El entreno, la dieta, y el descanso, son algo de los que no sólo el endomorfo se beneficia, sino todo el mundo. Pero el endomorfo debe tenerlos más en cuenta, porque el endomorfo tiene internamente la tendencia a convertir lo que come en grasa, porque tiene su metabolismo lento por naturaleza.

Pero el descanso no sólo debe tenerse en cuenta a la hora de dormir. El descanso debe tenerse en cuenta en todo cuanto se hace. En un entreno, por ejemplo, la persona no debe entrenar de seguido, sin parar ningún momento. La persona debe hacer unos descansos cortos. Tampoco debe descansar demasiado entre series, porque ello es contraproducente en el entrenamiento, aunque algunas veces depende del caso. Un endomorfo, por ejemplo, entre series debe descansar al menos 30 segundos, y entre ejercicios al menos uno o dos minutos, o tres.

Por ejemplo, una persona que entrena en rangos de hipertrofia, es bien sabido que está alzando pesos regulares (ni pesados para la persona en cuestión, ni livianos); esta persona debe descansar moderadamente entre series, no puede darse el lujo de descansar mucho. Tampoco puede hacer todo de seguido, porque no le dará tiempo al cuerpo para que se recupere para la siguiente repetición, y con ello, muy probablemente, se lesionará.

Por su lado, la persona que trabaja en rangos de fuerza, alza cargas más pesadas, y, entre series, puede descansar más tiempo. Pero descansar más tiempo no significa estar media hora en el móvil y luego hacer la serie que corresponde. Tampoco significa hablar con el compañero por hora y media entre cada serie. Para empezar, uno va al gym para entrenar, no para perder el tiempo… El que trabaja en rangos de fuerza, puede descansar uno o dos minutos, o un poco más, dependiendo siempre de la carga que está levantando. Despóticamente, necesita descansar para poder darle al cuerpo tiempo de recuperarse para volver a alzar bien pesado.

Está mal también alzar pesado ya de entrada, en las primeras repeticiones. Siempre debe empezarse un poco más liviano, e ir aumentando las cargas conforme avanzan las series. Esto es llamado "series piramidales". A mí me encantan, porque las primeras series sirven como calentamiento para los verdaderos pesos que en realidad nos proponemos alzar ese día en cierto ejercicio. Un ejemplo serían series de 15, 12, 10, 8 y 6 repeticiones de un ejercicio.

Hay, sin embargo, gente que no le importa que su cuerpo no esté del todo descansado, y hace las llamadas "pirámides invertidas", en donde ya de entrada le mete pocas series y altos pesos. Con esa forma el riesgo de lesión es muy alto, pues el cuerpo no está lo suficientemente descansado para soportar lo que le exigimos. Un ejemplo serían series de 2, 4, 6, 8 y 10 repes. Para mí esto es una lesión segura.

Por su parte, hay personas que hacen las series llamadas "pirámides enfrentadas", que consisten en hacer una pirámide normal como calentamiento, para, una vez llegado a la sima con la menor repetición y mayor carga, se vuelve a retroceder en cargas conforme se vuelven a aumentar las repeticiones. Un ejemplo de este tipo de series es de 8, 6, 4, 2, 4, 6, y 8 repeticiones. Generalmente esta forma se usa para fatigar más al músculo.

Las series llanas o planas, serían las series donde las cargas y las repeticiones no varían. Un ejemplo sería 4 series de 10 repeticiones, o 5 series de 5 repeticiones, o 3 series de 15 repes.

En todos los casos, el descanso entre series y entre ejercicios, es lo primordial. Y el descan-

so de recuperación a la noche, es lo más impe-
rioso si quieres ver resultados, no estar es-
tresado, no correr el riesgo de lesión, y estar
siempre sano.

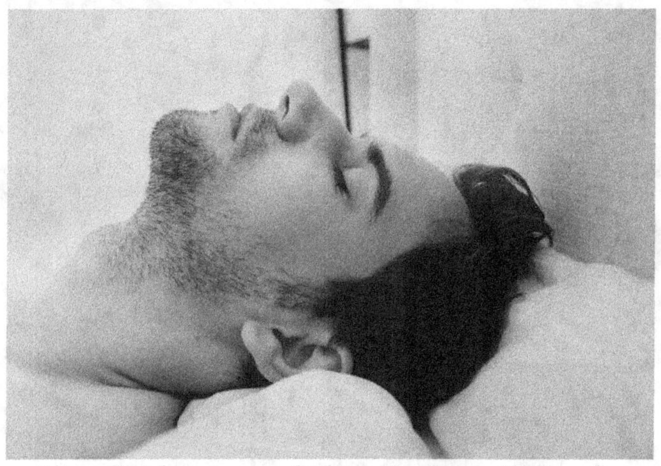

No olvides que, al dormir, las células de tu
cuerpo se regeneran, y por ende las fibras musculares se reparan. La hipertrofia no ocurre en
el gym o cuando comes, sino que ocurre mien-
tras duermes.

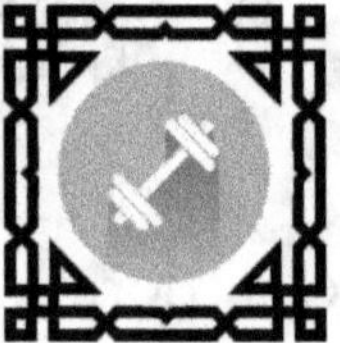

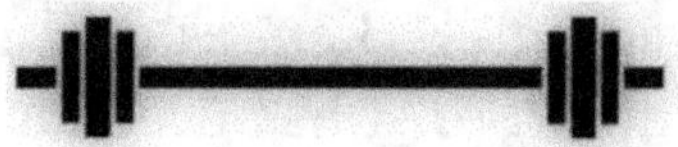

13. EL FACTOR MENTAL

La mente influye mucho en cualquier cosa que uno se proponga. De hecho, la mente es tan poderosa, que si nos convencemos que no podremos algo, no podremos; y si nos convencemos que sí llegaremos a lo que queremos, llegaremos. Muchas veces, nos hallamos limitados físicamente, o por una lesión, o por una consecuencia del pasado. Pero el resto de las veces, el límite no es físico, sino mental.

Si eres endomorfo, no te apures, que las cosas apresuradas tienden a no hacerse bien. Si bajas 20 kilos, en un año, el otro año harás las mismas cosas con tu nueva forma de vida, y bajarás otros 20 kilos; allí ya serán 40 kilos menos. Y así, poco a poco, llegarás a tu meta.

La meta de la gente que quiere ser flaca, es llegar a su peso ideal, y mantener dicho peso una vez llegado a él. Bien, es decisión de cada uno, y es sano. Pero si has decidido tener buena musculatura, también es sano, pero debes saber que sobrepasarás tu peso ideal, cinco, diez o quizá veinte kilos de masa magra.

Hacer pesas te fortalecen no solamente los músculos, sino que te hacen más densos los huesos. ¿No te gustaría llegar a la vejez fuerte y sano? Ahora es el momento de pensar a la larga, en el futuro, cuando tengamos más edad que hoy. No quieras bajar y verte bien por este verano o el siguiente, sino que quiérelo para futuros años y para toda tu vida.

Rechaza todo lo que no sea sano, rechaza todo lo que sea artificial, porque el cuerpo te lo agradecerá en el futuro, y no te arrepentirás de lo que has decidido. No importa cuántos años tengas ahora, no importa si eres biológicamente hombre o mujer, no importa tu estatus social, ni tu pobreza, ni tu riqueza, ni tus posesiones. Tu cuerpo es la posesión más valiosa que tienes aquí y ahora, y sólo está en tus manos el cuidarlo. Cuidándote, retrasarás el envejecimiento, y serás más feliz, y más fuerte, y con mayor estética.

No entrenes por alguien en especial, entrena por ti mismo. No entrenes para que te quede espectacular un vestido, entrena para que cuando te veas sin ropa en el espejo, lo que veas sea de tu agrado cada día. No entrenes por hacer feliz a ciertas personas, entrena para ser feliz tú como persona. No entrenes para parecerle a alguien, entrena para ser una mejor versión de ti mismo; nunca te compares con nadie, ya que tú puedes ser incluso mejor que esa persona.

Tú eres una persona única. Imagínate a ti mismo en un futuro, viéndote como la persona que eres, pero mejorada. ¿No sería genial eso? La obesidad es una enfermedad, un signo de los desequilibrios en tu alimentación, tal vez un problema en tu sangre, tal vez en tu tiroides, tal vez en tu voluntad.

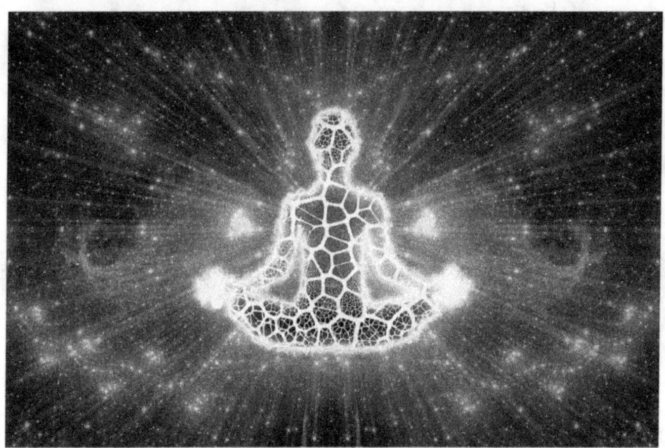

Todo lo que gastaste en malos hábitos, podrías estar gastándolo en tu entrenamiento y más correcta alimentación. Gastar por cuidarte, es una inversión para ti, y tu cuerpo te lo agradecerá a la larga.

No te juzgues tampoco si una o dos veces al mes has comido hamburguesa, o tomado alcohol, o tomado helado, o comido un pastel, o te has excedido un poco en una comida que te gustaba. No siempre lo harás. Somos humanos, y hacer esas cosas muy de vez en cuando no es un pecado, si es que la mayor parte del tiempo te estás cuidando. Trata de evitarlo, pero tampoco te juzgues cuando caigas, porque en el camino sí o sí habrá alguno que otro tropiezo. Sigue adelante, y no te rindas, porque estás peleando por ti mismo, por tu salud, por tu estética, por tu propia vida.

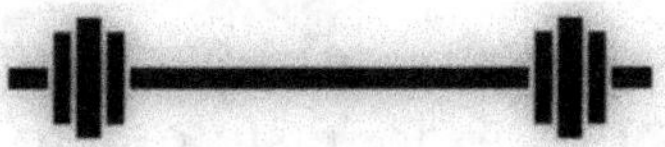

14. UNA VEZ LLEGADO AL OBJETIVO

Un endomorfo que alcanzó su meta de estar al final sano, no debe quedarse sólo con eso y volver a caer en las viejas costumbres dañinas. Debe adoptar el nuevo estilo de vida, debe amar lo que ha logrado, y debe querer mantener eso como lo más valioso de su vida, porque, de hecho, es su vida misma.

El objetivo no es bajar eternamente. Debes proponerte micro metas, no una meta final solamente. Es decir, si tienes 140 kilos, debes enfocarte no en tener 80 kilos, porque eso quedará muy lejos aún, y si lo logras de manera acelerada, no será bueno para ti. Enfócate en bajar primero un kilo, y sé feliz con eso. Luego procura bajar tres kilos, y una vez llegado a eso, sé feliz con ello. Luego, de ahí enfócate en perder cinco kilos, y si no lograste exacto esos cinco, sino cuatro, alégrate igual, porque estás en buen camino.

Pero no todo es positivo en el camino. Sí o sí habrá de repente alguna subida de peso, y algún estancamiento. Eso es normal, porque el cuerpo está cambiando, y se está resistiendo al cambio, queriendo volver a su estado de comodidad. Ve qué ajustes hacer, tal vez en tu rutina, tal vez en tu alimentación, o en ambos. Pero eso es normal, y no debe ser motivo de decaimiento.

Los altibajos son normales cuando uno se propone algo, pero si uno hace las cosas que tiene que hacer, sí o sí bajará de peso. Pero no todo es bajar y bajar. Llegará un momento en que, cuando llegues a tu objetivo lejano, ya no tendrá sentido bajar de ahí.

Llegado al objetivo, si bajas de allí, disminuye el cardio, o aliméntate un poco más. Si subes de allí, haz otra vez tu sistema de bajada de peso, para estar en déficit. Para mantener tu peso debes comer y entrenar moderadamente, una vez llegado al objetivo. Llegado al objetivo, todo lo que hagas será ya una etapa de mantenimiento, ya no de bajada, mucho menos de subida. Una vez en el objetivo, sólo hay que mantener todo balanceado (nada demás, nada de menos), y me refiero tanto a comida como a entreno.

Cuando uno llega a su meta final con respecto a su peso, se siente en verdad estupendo, pero suele notar, al mirar su cuerpo, que cierta parte no le gusta del todo, dándole incomodidad. Dicha incomodidad puede ser debido a que un músculo es más pequeño que el resto, o quedó una pequeña grasa en cierta parte que destruye la estética general, o no se logró marcar el abdomen, o las pantorrillas son insignificantes, o cosas por el estilo.

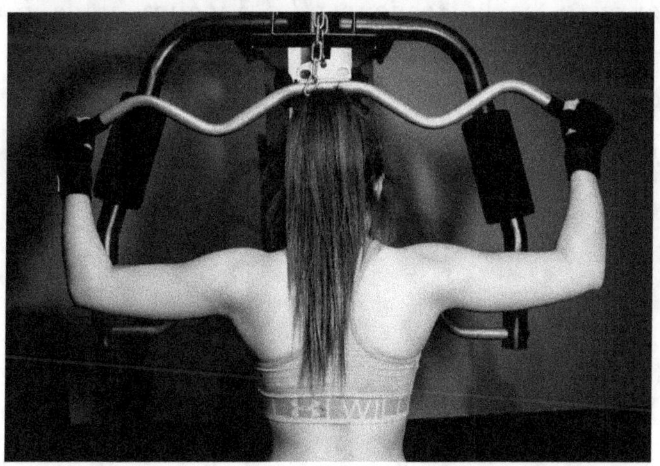

Ya en el objetivo, sólo hay que hacer ajustes donde se debe. Si el problema es un músculo reducido con respecto al resto, hazle a ese músculo ejercicios en frecuencia 2 o 3 y aumenta tu proteína; no lo hagas trabajar todos los días, dale tiempo de que se recupere, no lo extenúes, que así lo único que lograrás será catabolizarlo en vez de hipertrofiarlo. Si el problema es que quedó una pequeña grasa que se resiste a irse, no lo harás desaparecer haciendo musculación aislada, sino aumentando el déficit con la alimentación más reducida y un mayor cardio, en este caso; el mismo consejo para el abdomen, ya que matándote con abdominales no lo marcarás, sino sólo con dieta y cardio. Y lo de las pantorrillas es lo mismo que el músculo que se ve más pequeño con respecto al resto, hazle frecuencia 2 o 3 y aumenta la ingesta de proteína.

Hacer los ajustes, es lo más fácil de todo el proceso que ya has hecho.

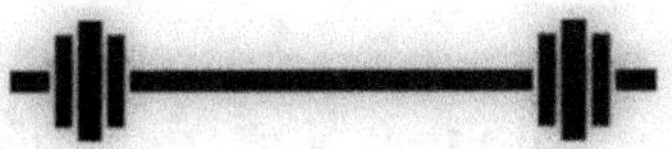

15. RESUMEN DE LO QUE ME BAJÓ DE PESO

Todo lo que anteriormente expliqué, era para que se comprenda mejor sobre cada una de las cosas que hice, las cuales me ayudaron a bajar de peso. Pero no sólo bajé de peso, también gané una buena masa muscular, gané fuerza, y mayor salud. Algunos amigos, al verme, decían que parecía más joven que antes.

Lo que primeramente hice, fue ir al gym. Y fui por las pesas, haciendo ejercicios cardiovasculares muy pocas veces a la semana, para irritación de mis instructores. Pero no bastaba con comer normal e ir a hacer a lo loco las pesas, no. Cambié también mi alimentación.

Reduje la cantidad de mis comidas, gradualmente, en especial los carbohidratos procesados; los días que no entrenaba, comía más poco, para mantener el déficit. Le di mayor prioridad a los alimentos con altos contenidos de proteínas y aminoácidos. Reduje las comidas fritas, y las que contenían azúcar (casi eliminé por completo el azúcar).

Dejé el pan blanco, cambiándolo por el delicioso y liviano pan de tres semillas (que no comía más de 90 gramos al día). Comía más ensaladas, y reduje la cantidad de sal en todas mis comidas. Abandoné la ingesta de carne de soja, porque me engordó muchísimo, y también dejé de lado la leche de soja, y el café de soja; lo único de soja que consumía, era la salsa de soja, ya que, al estar fermentada, ya no tenía los efectos estrogénicos que habitualmente tienen la soja y sus derivados.

Eliminé de mi dieta la leche, por la dulce lactosa, y también abandoné la leche descremada (aunque ésta última la solía consumir de vez en cuando en el año). Tomaba, en vez de la leche, yogur dietético, ya que las bacterias que contenía eran beneficiosas para el organismo. La leche de almendras no me gustaba, porque me era muy dulzón su sabor.

Tomaba más agua que antes, y registré todo lo que entraba a mi boca; todo lo pesaba o medía. No abusé de la fruta, por el alto contenido de fructosa y glucosa, a lo cual comía una al día, tal vez plátano, tal vez kiwi, tal vez manzana, o alguna otra. Siempre miraba el valor nutricional de las comidas que compraba, y preferentemente lo que comía era hecho en casa.

Consumía de dos a seis huevos al día, y los consumía la mayoría de las veces hervidos, con un poco de sal y pimienta, y sólo cuatro rodajas finas de pan de tres semillas. Consumía café negro, con muy poca azúcar, y un poco de canela; pero esto sólo a la mañana. Si en el día tenía hambre, comía unas pocas galletitas de salvado como snacks, y me refiero a no más de cinco unidades cuando tenía hambre, tal vez a la tarde, una vez generalmente.

Me suplementaba con proteína isolatada una o dos veces al día, dependiendo de si no alcanzaba mis requerimientos proteicos diarios; si ingería comidas que tenían alto contenido proteico, no tomaba mi batido de proteína. Si un día, por mero "accidente" comía demás, al otro día y la mayoría de los días comía menos; uno no debe comer demás adrede, sino sólo si por cuestiones que escapan de nosotros, nos hemos sobrepasado sin querer.

Como ya mencioné, los días que no entrenaba comía más poco, y no me quedaba ocioso todo ese día; trataba de movilizarme, tal vez saliendo a caminar, limpiando cosas, o haciendo algo en la casa como trabajar en jardinería.

No tenía alto mi nivel de glucosa; de hecho, no tenía diabetes. No tenía colesterol alto, no tenía problemas cardiacos, no tenía problemas en el estómago, ya no tenía el problema de respiración de antes ni el problema de espalda. Mi sobrepeso iba disminuyendo mes tras mes. Y cuando me cortaba la piel, me curaba rápidamente, sin quedar rastro alguno del corte, si no era muy profundo.

Me pesaba cada 10 días, haciéndolo siempre en ayunas, y lo registraba en mi laptop y veía el gráfico automático en la planilla, siendo mi tendencia la bajada de peso, lenta pero segura. Mas mi objetivo no era sólo bajar, sino moldearme a la par que bajaba. La báscula era sólo una guía, no un objetivo.

Cambié mis hábitos haciendo pequeños cambios, y cambié mi forma de pensar. Mi cuerpo ya me lo estaba agradeciendo, y me lo agradecería a la larga, porque mi objetivo no era de aquí a unos meses, sino de aquí a toda la vida…

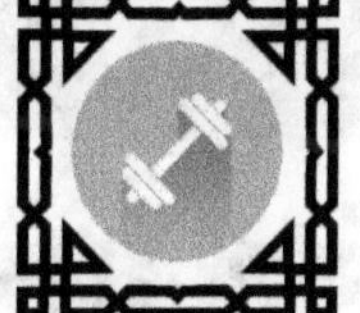